DU
VAGINISME

SES CAUSES, SA NATURE

SON TRAITEMENT

SUIVI

D'UNE LEÇON CLINIQUE DE M. LE PROFESSEUR LORAIN

PAR

A.-J. LUTAUD

DOCTEUR EN MÉDECINE DE LA FACULTÉ DE PARIS
EX-INTERNE DES HÔPITAUX DU HAVRE
EX-AIDE-MAJOR A L'HÔPITAL MILITAIRE DE LYON

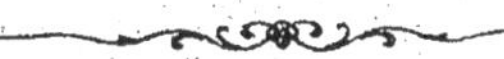

PARIS

G. MASSON, ÉDITEUR

LIBRAIRE DE L'ACADÉMIE DE MÉDECINE

Place de l'École-de-Médecine.

—

1874

DU VAGINISME

SES CAUSES, SA NATURE, SON TRAITEMENT

TRAVAUX DU MÊME AUTEUR :

LA PROFESSION MÉDICALE EN ANGLETERRE (*Gazette hebdomadaire de médecine et de chirurgie*, 16 mai 1873).

NOTES SUR L'ÉPIDÉMIE DE CHOLÉRA OBSERVÉE AU HAVRE ET A ROUEN EN 1873 (*Ibid.*, nos d'août, septembre et octobre 1874).

DES MESURES SANITAIRES ET RÉPRESSIVES DIRIGÉES CONTRE LA PROSTITUTION EN ANGLETERRE (*Ibid.*, 15 mai 1874).

LE CANCER DEVANT LA SOCIÉTÉ PATHOLOGIQUE DE LONDRES EN 1874 (*Archives générales de médecine*, no de novembre 1874).

COMPTES RENDUS DES MEETINGS DU *British medical association* EN 1873 ET 1874 (*Gazette hebdomadaire*, années 1873 et 1874).

DE LA LAPAROTOMIE OU INCISION ABDOMINALE COMME TRAITEMENT DE L'INTUSSUSCEPTION, traduction d'un Mémoire américain de M. Jonh Ashurst (*Archives générales de médecine*, no de décembre 1874).

Paris, Imprimerie PILLET fils aîné, 5, rue des Grands-Augustins.

DU
VAGINISME

SES CAUSES, SA NATURE

SON TRAITEMENT

SUIVI

D'UNE LEÇON CLINIQUE DE M. LE PROFESSEUR LORAIN

PAR

A.-J. LUTAUD

DOCTEUR EN MÉDECINE DE LA FACULTÉ DE PARIS
EX-INTERNE DES HÔPITAUX DU HAVRE
EX-AIDE-MAJOR A L'HÔPITAL MILITAIRE DE LYON

PARIS

G. MASSON, ÉDITEUR

LIBRAIRE DE L'ACADÉMIE DE MÉDECINE

Place de l'École-de-Médecine.

1874

DU VAGINISME

INTRODUCTION

Tous les auteurs qui ont écrit sur le vaginisme
ont accompagné leurs travaux de quelques considérations en forme d'excuses, dans lesquelles ils
faisaient ressortir l'extrême délicatesse du sujet
qu'ils traitaient. Michon, dans une lettre qu'il
adresse au directeur du *Bulletin de thérapeutique,*
en 1861, s'exprime ainsi : « Vous me demandez la
communication de mes faits, je cède volontiers à
votre désir, mais je dois avouer qu'il ne me serait
jamais venu à l'idée de les publier, tant le sujet
est délicat à traiter. Je crois même que la même
considération a retenu plusieurs autres chirurgiens, et que c'est principalement à cette cause
qu'est due la rareté des faits connus. »

Moins autorisé que personne pour traiter un
semblable sujet, nous ne croyons pas cependant
faire précéder notre travail de ces considérations

inutiles. Le vaginisme est ou n'est pas; s'il existe réellement, pourquoi n'occuperait-il pas sa place dans le cadre nosologique? Pourquoi ne serait-il pas l'objet d'une étude clinique au même titre que les autres affections de l'appareil génito-urinaire?

Il nous semble, au contraire, que c'est en livrant sans réserve les faits à la publicité qu'on pourra tirer cette affection du vague et de l'obscurité qui n'ont pas cessé de l'entourer. Du reste, comme le fait remarquer Michon lui-même, la publicité n'atteint pas les personnes, et nous ne connaissons pas d'exemples de faits scientifiques dont la communication ait pu nuire aux individus chez lesquels ils avaient été observés.

Nous aborderons donc franchement notre sujet. Sans avoir la prétention de le présenter sous un jour nouveau, nous allons néanmoins chercher à le simplifier et à en faire reposer l'étude sur des faits précis. Au petit nombre d'observations personnelles que nous avons pu recueillir, nous joindrons celles que nos maîtres ont bien voulu nous communiquer. Qu'il nous soit permis d'adresser ici nos remerciements à MM. Demarquay, Dechambre, Desnos, Labbé, Lorain, qui ont eu l'extrême obligeance de nous aider dans ce travail, et dont les conseils nous ont été utiles, pour ne pas dire indispensables.

Nous avons beaucoup puisé, pour compléter cette monographie, dans les excellents travaux de MM. Revillout, Visca, Charrier; ils verront, par les nombreuses citations que nous leur avons empruntées, que nous partageons pour leurs ouvrages l'estime qui leur est partout accordée.

CHAPITRE PREMIER

HISTORIQUE

Le vaginisme est une affection dont la description méthodique remonte seulement à quelques années. C'est Huguier (1) qui, le premier, en 1834, a décrit, sous le nom de *contracture spasmodique du sphincter du vagin*, une affection « qui a la plus grande analogie avec la constriction spasmodique de l'anus, qui peut être essentielle ou symptomatique, mais qui est presque toujours produite par diverses espèces d'herpès ou d'eczéma. » Cette description est satisfaisante, et l'observation du célèbre gynécologiste serait des plus concluantes, s'il n'ajoutait plus loin : « La muqueuse était entièrement insensible, la malade en enlevait des lambeaux de la largeur d'une pièce de six liards avec un rasoir, sans en souffrir le moins du monde ; les profondes cautérisations avec le nitrate d'argent n'étaient point douloureuses ; c'est à peine si celles faites avec le nitrate acide de mercure l'étaient. » Nous verrons

(1) *Dissertation sur quelques points d'anatomie et de physiologie.* (Thèse de Paris, 1834, n° 310.)

plus loin que le vaginisme est toujours lié à la douleur qui en est le symptôme capital.

Dupuytren et Lisfranc avaient également signalé un état particulier des organes génitaux, qui se rapproche beaucoup de l'affection qui nous occupe. Ce dernier chirurgien, entre autres, fait un tableau frappant du vaginisme ; mais tandis que Huguier négligeait le phénomène *douleur* pour signaler l'élément *spasmodique*, Lisfranc s'attachait surtout au premier de ces symptômes, et laissait le second passer inaperçu.

Dans un mémoire publié dans la *Lancet*, en 1849, M. Gream signale, comme cause de stérilité, un état particulier des organes génitaux qui s'oppose au coït, et dont le *traitement mécanique* fait toujours justice. Les détails qu'il donne sur cet état et les quelques observations qu'il cite nous montrent qu'il s'agissait bien du vaginisme.

En 1851, Borelli publiait, dans la *Gazette médicale sarde*, un intéressant article dans lequel il comparait la contraction et la fissure vulvaires aux affections correspondantes de l'anus. M. Hervez de Chégoin avait, en 1847, appelé l'attention sur le même sujet. Signalons en passant l'article de Tanchon, dans la *Gazette des Hôpitaux*, où il est question de certaines névroses de la vulve, dont la description donne assez l'idée du vaginisme, mais où l'élément spasmodique est entièrement négligé.

Malgré ces observations, malgré les faits analogues signalés par Denman, Burns, en Angleterre,

Busch et Kiwisch, en Allemagne, la question était toujours très-obscure, et la contracture spasmodique du sphincter vaginal n'avait pu trouver place dans le cadre nosologique.

En 1861, Sims et Simpson ont de nouveau attiré l'attention sur ce sujet. Une question de priorité peut être soulevée ici. D'un côté, nous voyons Sims (1) publier un nombre assez considérable d'observations pour tirer des conclusions ; et de l'autre, nous trouvons une note de Simpson dans l'*Edinburg medical journal,* dans laquelle il est question d'un « spasme permanent de quelques-unes des fibres musculaires placées autour du vagin, spasme de même nature que celui du muscle sterno-cleïdo-mastoïdien qui produit le torticolis. »

« Je crois, dit le même auteur, que le siége anatomique ordinaire de ces contractions vaginales douloureuses est, soit dans le faisceau des fibres musculaires formant le bord antérieur du releveur de l'anus, soit dans les duplicatures du fascia pelvien ou recto-vésical, au point où le canal vaginal perce le fascia et reçoit ses insertions et ses prolongements. Le plus souvent, la stricture n'occupe pas toute la longueur du canal vaginal, mais elle est située tout à fait à son orifice ; *elle paraît alors résulter de l'hypéresthésie vaginale ;* parfois l'excès de sensibilité des surfaces muqueuses de la vulve et du vagin est causé par des éruptions ou d'autres

(1) *Notes cliniques sur la chirurgie utérine,* etc. **Paris, 1866.**

états morbides de ces surfaces muqueuses (1). »

Le chirurgien d'Édimbourg avait donc, la même année que M. Sims, donné une assez bonne description du vaginisme. Mais, néanmoins, on ne saurait refuser à ce dernier auteur le mérite d'avoir nettement défini un état morbide important, en même temps qu'il en indiquait, d'une manière précise et rationnelle, la nature et le traitement.

Quoi qu'il en soit, c'est à partir de cette époque que le vaginisme a trouvé place dans le cadre nosologique. Il a été, en effet, décrit dans les principaux traités de pathologie utéro-génitale. MM. Courty, Gosselin, Gallard, Churchill, etc., lui consacrent une place dans leurs ouvrages. MM. Charrier et Visca en ont fait le sujet de leurs thèses inaugurales; plus récemment encore, MM. Stolz, Demarquay, Revillout, etc., ont écrit d'intéressants articles dans la presse médicale contemporaine.

CHAPITRE II

ANATOMIE ET PHYSIOLOGIE

L'anneau vulvaire est constitué anatomiquement par du tissu contractile, le bulbe et un muscle, le *constrictor cunni*.

(1) Voir les Œuvres de Simpson, trad. Chaintreuil. Paris, 1874, p. 766.

Ce muscle forme, avec le constricteur de l'anus, un huit de chiffre. Il prend naissance en arrière, et, se dirigeant en avant, entoure le vagin, enveloppe son bulbe et l'orifice de l'urèthre. Il atteint le clitoris et se fixe sur ses racines en se confondant avec l'extrémité supérieure des ischio-caverneux.

D'après M. Richet, l'anneau vulvaire jouit d'une grande élasticité, plutôt encore que d'une véritable contractilité, et il présente à l'introduction des corps étrangers dans le vagin un obstacle beaucoup plus résistant que la membrane hymen. On sait que, dans certains cas, il peut offrir à l'accouchement une résistance insurmontable, et qu'on est alors obligé de l'inciser. Nous ne saurions mieux faire que de citer quelques passages du *Traité d'anatomie chirurgicale* de M. Richet, qui se rapportent, du reste, parfaitement à notre sujet.

« La capacité du vagin, nous dit cet anatomiste, n'est pas la même dans tous les points de son étendue. Son entrée est, chez les vierges, rétrécie par la présence de la membrane hymen dont il sera bientôt question ; chez les femmes qui ont subi les approches de l'homme, mais qui n'ont pas eu d'enfants, cet orifice est habituellement resserré par la contraction du constricteur du vagin, lequel, cependant, n'oppose en général qu'une faible résistance, soit à l'introduction du doigt, soit à celle du pénis ; enfin, chez celles qui ont eu des enfants, par suite de la rupture plus ou moins complète de ce que je nommerai l'anneau vulvaire, il est susceptible d'une distension qui, toutefois, ne peut jamais être portée aussi loin que celle des parois situées plus profondément. L'anneau vulvaire est, en réalité, chez les vierges, le principal, le véritable obstacle à l'introduction du pénis dans le vagin, et non pas seulement la membrane hymen, ainsi qu'on le croit généralement. »

Quelques considérations sur les rapports du conduit vaginal nous ont paru également nécessaires. Ces rapports expliquent, d'après certains auteurs, la production et l'existence du vaginisme supérieur. Nous trouvons, dans la *Gazette des Hôpitaux* du 29 août 1874, quelques aperçus nouveaux sur ce sujet. Nous y puisons largement mais en avertissant toutefois que l'auteur, M. Revillout, est, sur certains points, en contradiction avec quelques anatomistes classiques.

« L'aponévrose périnéale supérieure, dit M. Revillout, bien plus fibreuse et résistante chez les femmes que ne l'indique M. Richet dans son *Anatomie chirurgicale* (au moins chez les sujets examinés par moi à ce point de vue), s'étend du pubis et des bords supérieurs des trous obturateurs jusqu'au sacrum, où elle s'insère sur l'espèce de crête saillante que l'on sent au bord de l'échancrure ischio-coccygienne, vers la partie moyenne de l'os, au-dessus des deux trous inférieurs. Elle divise donc le bassin en deux parties, l'une inférieure et l'autre supérieure ; la partie inférieure est riche en fibres musculaires striées ; la partie supérieure n'en contient à peu près aucune.

« Le vagin, comme nous l'avons dit, croise obliquement cette aponévrose, et il la dépasse à peu près de toute sa moitié supérieure. Cette moitié supérieure se trouve donc isolée de tout muscle strié et volontaire.

« Mais il est loin d'en être de même de sa moitié sous-aponévrotique.

« En effet, dans la pièce que nous décrivons, des faisceaux musculaires antéro-postérieurs, ou obliques avec prédominance du sens antéro-postérieur, passant de chaque côté du vagin pour se diriger vers le rectum, l'embrassent ainsi sur une hauteur d'à peu près sept centimètres, au point d'union de sa face postérieure avec la face antérieure du rectum ; c'est-à-dire qu'il reste à peine un très-petit espace triangulaire à base postérieure de complétement libre sur la partie sous-aponévrotique des faces latérales du vagin.

« Les premiers faisceaux, qui s'insèrent sur le bord antérieur du trou obturateur et sur la partie la plus médiane de l'aponévrose, sont beaucoup plus considérables qu'on ne le dit généralement dans les traités d'anatomie descriptive ou chirurgicale. Elles forment un ensemble trapézoïde presque triangulaire, qui va s'étaler en éventail sur les côtés du rectum, et embrassent le vagin sur une hauteur d'environ 4 centimètres 1/2 vers ses bords postérieurs. Les faisceaux inférieurs peuvent mériter le nom de releveurs de l'anus ; car, très-rapprochés du constricteur vulvaire, ils se dirigent obliquement de haut en bas et d'avant en arrière ; mais c'est à peine si les faisceaux supérieurs sont obliques, et ils représentent certainement un muscle constricteur (ainsi que Cruveilhier l'avait remarqué du reste).

« Nous aurons à revenir sur ce premier ensemble de fibres rouges ; mais maintenant il nous faut parler d'autres faisceaux qui s'écartent bien davantage des descriptions classiques.

« Ces faisceaux, un peu plus externes et plus postérieurs à leur origine, représentent sur le sujet que nous décrivons un muscle nettement triangulaire. Nés sur la face postérieure de l'aponévrose supérieure, un peu en dehors de la ligne de jonction de cette aponévrose avec le vagin, ils se portent en se renforçant sur les côtés de cet organe et sur les côtés du rectum, où ils s'étalent en éventail trèsallongé. La base de cet éventail est à peu près de 2 centimètres, mais ces faisceaux sont très-puissants, et ce sont bien des fibres striées, comme nous nous en sommes assurés par l'examen microscopique avec M. Damaschino.

« Une partie de ces fibres se perdent sur le rectum ; mais d'autres semblent avoir dû s'insérer plus loin ; elles ont été coupées quand on a séparé du sacrum la pièce en rasant cet os.

« Cette disposition curieuse n'a point encore été

indiquée. A ce niveau, on ne trouve décrit dans les ouvrages anatomiques aucun faisceau musculaire dont la direction soit à peu près antéro-postérieure, au lieu d'être oblique dans le sens horizontal ou latéral.

« Chez une femme ainsi constituée, la contraction de ces faisceaux puissants doit étrangler latéralement la partie moyenne du vagin : et c'est certainement ce qui est survenu chez deux malades dont j'ai raconté l'histoire (il s'agissait du vaginisme supérieur, voyez aux *observations*).

« Quant aux faisceaux moyens du muscle improprement nommé *releveur de l'anus,* ce sont évidemment de puissants constricteurs du vagin, non moins que comme l'avait remarqué Cruveilhier du rectum lui-même.

« En se contractant, ils font l'effet de ces cordons passés dans les anciennes bourses et qui, tirés de chaque côté, les renfermaient.

« Ils attirent le bas du rectum obliquement en avant et en haut ; ils le serrent contre le vagin dont la direction, dans toute cette moitié inférieure, est perpendiculaire au sens du mouvement. En même temps, ils pressent de chaque côté le vagin lui-même de manière à diminuer notablement sa capacité. »

Nous ne croyons pas devoir ajouter de commentaires à ces considérations anatomiques de M. Revillout. Elles s'écartent un peu des descriptions classiques, mais elles nous seront d'une grande utilité pour l'étude pathogénique du vaginisme supérieur.

Il n'est pas non plus sans utilité de rappeler quelques détails anatomiques sur l'hymen et les caroncules myrtiformes, qui jouent quelquefois un rôle dans la production du vaginisme. Nous empruntons en grande partie ce qui suit aux remarquables travaux de M. le professeur Tardieu.

Cette membrane, qui manque rarement, présente quant à sa forme de nombreuses variétés individuelles. On s'accorde généralement aujourd'hui à en décrire cinq types principaux : 1° hymen à disposition labiale ; 2° hymen formant un diaphragme à ouverture supérieure ; 3° hymen formant un diaphragme à ouverture centrale ; 4° hymen semi-lunaire ; 5° hymen annulaire à bords frangés. Nous avons cité ces cinq variétés parce que plusieurs auteurs ont remarqué que le vaginisme coïncidait fréquemment avec la présence d'un hymen diaphragmatique très-résistant.

Les caroncules myrtiformes sont souvent le point de départ du vaginisme. « Ce ne sont en réalité, nous dit M. Tardieu, que les débris irréguliers de l'hymen déchiré, les restes de ses lambeaux rétractés affectant des formes qui n'ont rien de fixe : végétations, tubercules, crêtes de coq, languettes, excroissances polypiformes, et placées en nombre variable sur les divers points du pourtour de l'entrée du vagin. » Nous verrons plus loin combien la présence de ces débris hyméneaux a été souvent la cause de l'affection qui fait le sujet de cette étude.

CHAPITRE III

DÉFINITION, SYNONYMIE

La définition complète d'un état morbide doit nécessairement résulter de l'exposition des symptômes. C'est donc à la fin de ce travail et non ici qu'elle devait être placée. Néanmoins nous définirons, dès à présent, le vaginisme : Une affection caractérisée par une hyperesthésie excessive de la vulve et du vagin, le plus souvent accompagnée de contracture spasmodique, reconnaissant pour cause des lésions variables de ces organes et s'opposant au coït.

Cette définition ne diffère pas beaucoup de celle qui avait été donnée par M. Sims ; nous avons cru cependant devoir la modifier quelque peu. En effet, cet auteur et la plupart de ceux qui ont écrit après lui sur le sujet, avaient fait du spasme et de la contracture involontaire le caractère *sine qua non* de cette affection ; sans vouloir refuser à ce symptôme son importance, nous croyons qu'il peut manquer et que, dans tous les cas, il est consécutif à la douleur et à la lésion. Nous avons également parlé, dans notre définition de la lésion initiale, ce que n'avaient pas fait les auteurs précédents qui croyaient à un vaginisme essentiel.

Mais alors, nous dira-t-on, à quoi bon employer une expression nouvelle pour désigner une simple hypéresthésie vulvaire plus ou moins intense? A cela nous répondrons que nous aurions préféré tout autre terme que celui de vaginisme, qui semble se rattacher spécialement à une névrose ; la dénomination de *vaginodynie*, entre autres, nous semblait préférable, mais que, d'un autre côté, nous ne saurions conserver le nom d'hypéresthésie, qui désigne une douleur passagère et non caractéristique, à un état morbide dont la nature, la persistance et la gravité assignent une place importante parmi les affections de l'appareil génital de la femme.

Le mot vaginisme a, du reste, été accepté par la plupart des auteurs ; il est aujourd'hui journellement employé dans la pratique ; ces titres nous paraissent suffisants pour lui donner droit de cité dans la science.

Quelques auteurs désignent encore le vaginisme une *contracture spasmodique du sphincter vaginal;* d'autres, M. Gosselin entre autres, en parlent sous le nom d'*hypéresthésie* vulvaire. Nous reviendrons plus loin sur la valeur de ces définitions ; nous ne faisons que les signaler maintenant à propos de la *synonymie.*

CHAPITRE IV

FRÉQUENCE

Nous n'hésitons pas à dire que le vaginisme est une affection *fréquente*. Sims, Debout, Michon, Scanzoni, ont publié un grand nombre d'observations; ce dernier auteur dit en avoir vu plus de cent cas dans le cours de sa carrière médicale. M. Visca a donné trente-deux observations dans sa thèse inaugurale, et nous en avons nous-même recueilli un certain nombre.

Pourquoi donc alors une affection commune a-t-elle été observée pour la première fois seulement en 1857? Un grand nombre de raisons expliquent ce fait ; d'abord, comme le démontre la partie historique de ce travail, le vaginisme était connu, quoique incomplétement, bien avant les publications de Sims; en second lieu, la susceptibilité des malades et la nature de la maladie s'opposaient et s'opposent encore à ce qu'elle soit facilement connue et étudiée. Nous dirons, en outre, que le vaginisme, considéré par quelques auteurs comme une simple hypéresthésie vulvaire, a souvent été décrit sous d'autres noms.

CHAPITRE V

DIVISION

Tous les auteurs, Sims en tête, ont admis un vaginisme essentiel et ont considéré cette affection comme une névrose. Un peu plus tard, Scanzoni s'est attaché à démontrer que l'hypéresthésie et la contraction n'étaient que l'effet de l'inflammation le plus souvent traumatique de l'orifice du vagin ; nous nous rangeons à ce dernier avis, et malgré l'opinion contraire de plusieurs hommes éminents, parmi lesquels nous plaçons M. le professeur Courty, nous croyons que, relativement à sa nature et à ses causes, le vaginisme est toujours symptomatique. La douleur rend l'examen local très-difficile, c'est ce qui explique comment, dans un bon nombre de cas, la lésion initiale a pu passer inaperçue.

Relativement à son siége, le vaginisme a été divisé par M. Péan en *inférieur* et *supérieur*. Dans le premier cas, il occupe plus spécialement le sphincter vulvaire; dans le second, les symptômes se manifestent à la partie supérieure du conduit vaginal. Le vaginisme inférieur, appelé aussi vulvo-vaginisme, est de beaucoup le plus fréquent.

Relativement à sa durée, le vaginisme a été divisé en *continu* et en *intermittent*. MM. Courty et Occhini, de Florence, ont publié des observations qui tendraient à faire admettre cette dernière variété. Mais nous croyons que ces faits doivent être rapportés à un vaginisme symptomatique qui disparaissait avec la lésion primitive et reparaissait chaque fois que celle-ci se reproduisait de nouveau. Cependant, il est assez naturel d'admettre, avec M. Visca, un *vaginisme passager* et un *vaginisme persistant*.

Pourrait-on diviser le vaginisme en *aigu* et en *chronique?* Nous ne le croyons pas. D'une part, cette affection revêt presque toujours une certaine acuité, et, d'autre part, elle est souvent d'une très-longue durée. Cette division n'a pas, du reste, une grande importance au point de vue clinique.

CHAPITRE VI

ÉTIOLOGIE

Causes prédisposantes.

Nous savons fort peu de chose sur ce sujet. D'après les observations publiées jusqu'à ce jour, le tempérament, la constitution n'auraient aucune influence sur la production du vaginisme.

La plupart des auteurs, se basant sur ce que le vaginisme était rarement observé dans les hôpitaux, et considérant cette affection comme une névrose, avaient admis comme causes prédisposantes la position sociale élevée ainsi que la culture de l'intelligence. Nous croyons devoir affirmer, avec M. Visca, que l'importance de ces causes ne saurait être acceptée; on sait, d'une part, que les femmes se décident difficilement à entrer à l'hôpital pour une affection de ce genre et que, d'autre part, les faits observés jusqu'à présent ne confirment nullement ces assertions.

Les habitudes vicieuses, la lecture des livres érotiques ont été également accusés de produire le vaginisme; la masturbation pourrait, en effet, avoir quelque importance, non pas par l'atteinte qu'elle porte à la santé générale, mais par les lésions qu'elle peut occasionner sur les organes génitaux. Quant aux dispositions érotiques, nous sommes assez disposés à les repousser; cependant une des malades observées par M. Navarro était « d'une imagination vive et de désirs érotiques très-prononcés. »

Quelques auteurs, Scanzoni entre autres, ont beaucoup insisté sur l'influence de l'*hystérie*. Nous croyons qu'il y a eu là erreur de cause à effet, et il nous paraît plus rationnel d'admettre que l'état hystérique observé dans beaucoup de cas était plutôt l'effet que la cause. On comprend aisément, du reste, qu'une affection qui intéresse les organes

génitaux et affecte péniblement le moral des malades, puisse avoir quelque influence dans la production de certaines névroses. La tristesse et la
mélancolie sont souvent observées chez les malheureuses femmes atteintes de vaginisme; nous
reviendrons sur ce sujet à propos des symptômes.

Nous trouvons dans la conformation des organes
génitaux des causes réelles. En ce qui concerne la
femme, c'est surtout la membrane hymen, dont la
forme, l'élasticité, la résistance sont si variables,
qui aura quelque influence sur la production de la
maladie. Dans la plupart des faits observés, cette
membrane présentait des caractères particuliers :
dans certains cas elle avait une résistance exagérée,
dans d'autres elle laissait après elle un bourrelet
fibreux qui formait un véritable obstacle. Dans
quelques-unes des observations que nous rappor-
tons plus loin, l'hymen circulaire et diaphragmatique a été signalé, et nous serions assez porté à
croire que l'existence de cette forme assez rare de
la membrane n'ait pas été étrangère au vaginisme
qui a suivi sa rupture.

Nous ne croyons pas devoir admettre parmi les
causes prédisposantes la disproportion qui peut
exister entre les organes génitaux, qu'elle soit produite par une étroitesse congénitale du conduit vaginal (chose rare), ou par un développement exagéré du pénis.

Le mari a été mis sérieusement en cause; on lui a reproché de ne point apporter dans l'accomplissement des fonctions génératrices la vigueur nécessaire; on a prétendu que son organe, faible et impuissant, ne pouvait, dans certains cas, franchir l'obstacle vulvaire et causait, par ses tentatives inutiles, une irritation des parties sexuelles, évidemment favorable à la production du vaginisme. Nous croyons ce reproche fondé jusqu'à un certain point, mais nous ne saurions cependant lui accorder une très-grande importance. Les cas où le mari est impuissant à remplir les devoirs conjugaux d'une manière complète ne sont malheureusement pas rares, mais, au lieu du vaginisme, on observe alors une disposition spéciale de la vulve sur laquelle M. Gream a beaucoup insisté (1) : « Il m'est arrivé « souvent, dit cet auteur, de rencontrer des ménages « vieux de plusieurs mois et même de plusieurs « années, dans lesquels la membrane hymen était « intacte. C'est souvent à l'incurie du mari, qui n'a « pas assez de courage pour surmonter la résis- « tance, et à la pudeur que les femmes montrent gé- « néralement lors des premières approches, mais « plus souvent encore, c'est à son âge et à sa fai- « blesse génitale qu'il faut attribuer cet état. Il en « résulte une certaine rigidité de l'orifice vaginal « et une disposition en *infundibulum* de la vulve, « qui est due au coït incomplet qui a été longtemps

(1) *Lancet*, n° 18, 1849.

« pratiqué. Une dame m'amena un jour sa fille qui
« avait été mariée à un homme beaucoup plus âgé
« qu'elle, et qui depuis son mariage voyait décliner
« sa santé. Elle attribuait cet état aux rapports in-
« complets qui existaient entre elle et son mari.
« J'ordonnai quelques onctions huileuses et je priai
« la mère d'expliquer à sa fille qu'il serait utile de
« montrer, lorsqu'il s'agirait d'approches conju-
« gales, le contraire de la résistance. Ce conseil fut,
« .paraît-il, exécuté, car la jeune dame devint en-
« ceinte peu de temps après.

« Dans un autre cas, je fus consulté par un mé-
« nage, vieux de dix ans, et chez lequel les rapports,
« toujours incomplets, avaient donné lieu à la dis-
« position dont j'ai parlé plus haut Les époux,
« très-apathiques, ne se seraient souciés de cet état,
« si la femme n'avait été prise un beau jour du
« violent désir d'être mère. A l'examen, je trouvai
« un infundibulum à la vulve, et j'éprouvai beau-
« coup de difficultés à pénétrer dans le vagin avec
« le doigt. Le jour suivant j'y introduisis une bou-
« gie, et petit à petit je réussis à obtenir une dila-
« tation suffisante pour permettre l'accomplisse-
« ment complet des devoirs conjugaux. »

Scanzoni croit que les reproches adressés au mari
sont mal fondés. D'après cet auteur, ce n'est ni l'é-
troitesse du vagin, ni la résistance de l'hymen qu'il
faut accuser, mais bien la maladresse de certains
époux. « Nous avons vu, dit-il, des individus forts

et vigoureux, mais inexpérimentés en amour, arriver tard et difficilement au but, tandis que d'autres, qui avant le mariage avaient acquis en cette matière expérience et habileté, arrivaient facilement, quoique leur puissance virile ait été affaiblie. »

Mais si on a accusé le mari de faiblesse, on lui a également reproché sa brutalité. En effet, si l'on admet la première de ces causes, il faut *à fortiori* admettre la seconde. Des tentatives de rapprochement faites sans ménagement et avec brutalité doivent fréquemment produire, non-seulement des lésions dans les organes génitaux, mais encore occasionner chez la femme des désordres moraux plus ou moins graves. Nous avons observé un cas où le mari avait voulu user de ses droits avec tant de brutalité que sa femme l'avait pris en horreur, et éprouvait des syncopes et des convulsions chaque fois qu'il essayait de se rapprocher d'elle (observation III).

M. Visca signale comme cause les soins mal dirigés de la toilette chez certaines femmes; l'usage prolongé et intempestif de lotions astringentes, qui pourraient produire une irritation de la muqueuse vulvo-vaginale et de là le spasme. Nous n'avons pas observé cette cause, et nous la repoussons; d'abord parce que les femmes qui débutent dans la vie conjugale ont rarement l'habitude d'employer ces soins exagérés de toilette et ensuite, parce que les injections astringentes tendent plutôt à faire disparaître le vaginisme qu'à le produire.

L'âge a nécessairement quelque influence en ce sens que le vaginisme ne saurait exister en dehors de la période d'activité sexuelle. L'affection qui nous occupe, ne se manifestant qu'au moment du coït, ne peut donc atteindre les vierges ; néanmoins, comme le font justement remarquer MM. Saint-Vel et Demarquay, celles-ci peuvent en présenter tous les éléments, et le vaginisme pourra même se manifester lorsqu'une maladie des organes génitaux internes nécessitera l'introduction d'un instrument explorateur.

La contracture spasmodique du vagin s'observera donc entre dix-huit et cinquante ans, mais le plus souvent pendant les premiers mois de la vie conjugale. Si la malade est d'un âge avancé, il y a lieu de supposer que l'affection remonte à une époque éloignée. Chez une femme traitée par Debout, âgée de cinquante-neuf ans, elle datait de onze ans ; il en est de même de quelques-unes des malades observées par Sims.

Causes occasionnelles.

Elles sont nombreuses et il nous serait même impossible de les signaler toutes. Nous avons déjà dit, au chapitre division, qu'il n'existait pas de vaginisme idiopathique, et que cette affection reconnaissait toujours pour cause une lésion quelconque de la vulve ou du vagin. C'est en étudiant les affections cutanées et inflammatoires de ces organes que nous trouverons les causes occasionnelles du vaginisme. Ce chapitre devrait donc avoir une extension considérable; nous avons cru cependant devoir l'écourter, car c'est plutôt dans un traité complet de gynécologie que doit se trouver la description des différents états morbides qui produisent le spasme vaginal; nous signalerons ici les principaux en les accompagnant de quelques commentaires indispensables.

En premier lieu nous citerons les *fissures* auxquelles certains auteurs avaient attribué, d'une manière exclusive, la production du vaginisme. Le raisonnement devait forcément amener à comparer le sphincter vaginal au sphincter rectal, surtout à une époque où la contracture et la contraction étaient considérées comme les symptômes uniques de l'affection qui nous occupe. Nous sommes loin, du reste, de refuser à cette cause son importance, mais nous dirons qu'elle n'est pas la seule. La fissure vaginale est extrêmement difficile à constater dans beaucoup de cas à cause de l'hypérestésie excessive qui s'oppose à l'introduction de l'instrument explorateur, et il est extrêmement probable qu'elle existait dans la plupart des cas que les auteurs ont décrits sous le nom de *vaginisme essentiel.*

Ces fissures peuvent occuper tout le pourtour de l'orifice, elles siégent quelquefois assez profondément dans l'intérieur du canal pour échapper à un examen superficiel.

Certaines affections cutanées, telles que l'*herpès* et l'*eczéma*, jouent un rôle assez important dans la production du vaginisme; on comprend facilement ce fait, si l'on se rappelle que ces mêmes affections produisent également des constrictions musculaires intenses, lorsqu'elles siégent au pourtour de la bouche, de l'anus et des paupières.

La *vaginite* et la *vulvite* doivent occuper une place importante dans cette nomenclature. Le cas que nous avons observé dans le service de M. Desnos (observation VIII), reconnaissait évidemment pour cause une vulvite qui avait été consécutive aux premiers rapports sexuels. Churchill a donné à cette cause une importance capitale, et nous sommes loin de le contredire. Le vaginisme existe rarement sans être accompagné de vaginite, mais est-il consécutif ou primitif? Là est toute la question. Une étude attentive des faits nous démontre surabondamment qu'il est plutôt l'effet que la cause. Toute inflammation vulvaire ou vaginale s'accompagne nécessairement d'une hyperesthésie plus ou moins intense. Le plus souvent cette hyperesthésie disparaît avec la cause qui l'a produite, mais dans certains cas, plus nombreux qu'on ne pense, elle persiste et constitue alors l'affection rebelle qu'on a désignée sous le nom de vaginisme. Ceci nous explique en outre la fréquence de cette affection chez les femmes qui subissent les premières approches; car la rupture de l'hymen détermine presque toujours une inflammation de la partie de la muqueuse qui recouvre le sphincter vaginal.

Dans une observation qui nous a été communiquée par M. le docteur Dechambre (observ. V), le vaginisme reconnaissait pour cause quelques *excroissances* épithéliales qui s'étaient développées au pourtour de l'orifice vaginal. Sims, Raciborski signalent également des faits de ce genre. Il importe, au point de vue étiologique, de bien étudier la nature de ces excroissances, car il se peut qu'au lieu d'une simple production épithéliale, on ait affaire à un névrome ou à un tubercule sous-cutané. Le cas cité par Sims a évidemment trait à un névrome; cet auteur trouva sur le côté droit de l'orifice vaginal un petit tubercule gros comme un grain de blé, très-sensible au toucher et dont l'ablation fit cesser immédiatement tous les symptômes. Cette question n'a, du reste, pas grande importance au point de vue clinique; car, quelle que soit la nature de l'excroissance, le traitement est le même.

M. Richet a publié une intéressante observation,

dans laquelle la présence d'un *corps étranger* dans le vagin avait produit un resserrement considérable de l'anneau vulvaire, avec hypéresthésie. Il s'agissait d'un pessaire qui, cependant, n'avait été maintenu en place que pendant un temps très-court.

Scanzoni et Raciborski ont beaucoup insisté sur les rapports qui pouvaient exister entre le vaginisme et la *dysménorrhée*. Ils ont également mis en avant les métrites, périmétrites, antéversions et autres affections de l'utérus, soit comme causes du vaginisme, soit comme complications. La question nous paraît encore assez obscure ; dans une observation publiée par M. Seney (1), le vaginisme était lié à une dysménorrhée, et disparaissait chaque fois que la menstruation redevenait régulière. Nous comprenons, du reste, qu'un catarrhe utérin devienne la cause des affections vulvaires et vaginales que nous avons signalées plus haut.

Les déchirures produites par l'*accouchement* peuvent également produire des lésions qui, plus tard, deviendront la cause d'un vaginisme rebelle. Tels sont les cas observés par Guéneau de Mussy, Sims, Michon, etc.

(1) *De l'œsophagisme et du vaginisme.* (Thèse de Paris, 1873.)

CHAPITRE VII

PATHOGÉNIE

Il est quelquefois difficile de séparer la pathogénie d'une affection de son étiologie ; on ne s'étonnera donc pas de trouver dans ce chapitre quelques considérations qui eussent pu trouver leur place dans une autre partie.

Pour ce qui est du *vaginisme supérieur,* que nous n'avons pas observé nous-mêmes, mais auquel les deux observations de M. Revillout, que nous publions à la fin de ce travail, donnent une existence incontestable, sa production mécanique s'explique d'une manière satisfaisante, en faisant intervenir certains muscles du périnée. Ces muscles, très-développés chez certaines femmes, peuvent, en se contractant, étrangler latéralement la partie moyenne du vagin et s'opposer ainsi à l'introduction d'un corps étranger, quelle que soit sa nature (voir le chapitre *Anatomie*). Mais pourquoi ces muscles, habituellement soumis à la volonté, se contractent-ils ? Pourquoi la muqueuse vaginale est-elle le siége d'une vive hypéresthésie ? Il s'agit évidemment ici de contractions réflexes ; mais ces contractions ne se produisent pas chez tous les sujets avec une égale intensité, puisque, chez les uns, le coït est aisément accompli, tandis que, chez d'autres, il est tout à fait impossible. Il faut donc chercher l'origine de ces spasmes réflexes, et nous n'en trouvons l'explication que dans les deux hypothèses suivantes : ou bien ces contractions involontaires reconnaissent pour cause une excitabilité excessive au moment du rapprochement sexuel, ou bien, ce qui est infiniment plus probable, elles sont produites par l'irritation d'un corps étranger sur une partie malade de la muqueuse vaginale. Cette dernière hypothèse se change presque en certitude, si l'on procède à un examen attentif de faits et si l'on considère que, dans toutes les phlegmasies intenses du conduit vulvo-vaginal, il existe au moindre contact des contractures·spasmodiques extrêmement douloureuses. Quant à expliquer le vaginisme supérieur par la contraction des fibres de la tunique propre du vagin, cela nous paraît tout à fait impossible; ces fibres, qui ont une direction longitudinale et transversale, sont trop faibles pour produire la stricture observée dans les cas que nous reproduisons. Cette stricture était, du reste, bilatérale.

Il n'en est point de même pour la contraction de l'anneau vulvaire qui produit le *vaginisme inférieur*. Cette contraction est, on le sait, énergiquement niée par M. Gosselin, qui n'a jamais pu la constater. « En voyant le grand nombre d'auteurs qui admettent aujourd'hui le spasme, nous dit le chirurgien de la Charité, je me demande sur quelles investigations ils appuient leur opinion. Ils ne le disent pas, ils ne prouvent rien, et semblent entraînés par ces deux considérations : 1° que le coït est empêché, et que cela ne peut s'expliquer autrement que par la contraction du sphincter; 2° que les choses se passent comme dans la fissure anale.

« Mais de ces deux considérations, la première est pour moi sans valeur ; car pourquoi le coït est-il empêché? Ce n'est pas parce qu'il y a un obstacle absolu par le sphincter, c'est tout simplement parce que l'intromission ne peut se faire sans une certaine dilatation et une pression qui éveillent la souffrance. En définitive, chez presque toutes les femmes, chez celles surtout qui n'ont pas eu d'enfant à terme, l'entrée du vagin est d'un diamètre plus petit que le pénis; seulement cette entrée est extensible et le pénis la dilate. Quand il y a souffrance, la dilatation reste possible; elle ne se fait pas, parce que les conjoints s'arrêtent. Si le mari veut absolument passer, il passe, mais fait souffrir. Je ne vois pas dans tout cela la nécessité et surtout la preuve du spasme ; on me répond : mais la douleur provoquée par la tentative de la dilatation doit amener, par une action réflexe, la contraction du sphincter. Qu'en savez-vous? car, sur d'autres femmes, j'ai fait les mêmes explorations que sur celle-ci, et je n'ai jamais pu apprécier le resserrement spasmodique. D'ailleurs, ce sphincter, dont on admet si complaisamment la contraction, vous connaissez sa ténuité, sa faiblesse. Si énergiques que soient ses contractions, elles ne fermeraient jamais assez l'orifice vulvaire pour l'empêcher d'être franchi par un corps dilatant bien conduit. »

Malgré le respect que nous professons pour M. Gosselin, nous ne saurions accepter la totalité de ses conclusions, surtout en ce qui concerne la possibilité d'une contraction spasmodique du constricteur de la vulve. Nous n'avons pas la prétention de dire que ce muscle peut produire un resserrement assez considérable pour mettre un sérieux obstacle à l'intromission, mais nous affirmons simplement que, sous l'influence de certains états morbides, il peut présenter, lorsqu'on l'irrite, les contractions réflexes les plus manifestes.

Est-il besoin d'insister sur ce sujet? Est-il besoin de dire qu'un muscle qui se contracte physiologiquement et sous l'influence de la volonté, peut également se contracter par action réflexe? Il n'est pas, du reste, nécessaire d'être physiologiste pour observer ces contractions. Beaucoup de personnes, peu familiarisées avec la science, ont observé, pendant l'accomplissement du coït, ce resserrement spasmodique et quelquefois voluptueux, qu'éprouvent certaines femmes, et dont nous n'osons rappeler ici le nom vulgaire.

Laissons cette comparaison, peut-être un peu risquée, et disons, cette fois avec M. Gosselin, que la plupart des auteurs ont exagéré le degré de contraction de l'anneau vulvaire dans l'affection qui nous occupe. Malgré les affirmations de Sims, nous nous permettons de considérer comme douteuse l'existence d'un vaginisme *invincible*, et nous croyons que, dans la grande majorité des cas, c'est la douleur et non la stricture qui s'oppose à l'intromission.

Il nous reste à dire quelques mots sur le rôle pathogénique de la fissure. Cette lésion, moins commune à la vulve et au vagin qu'à l'anus, produit la contraction réflexe du sphincter, en irritant la muqueuse et en provoquant la douleur. On connaît la loi de Boyer : « *Toutes les fois qu'un plan musculaire est recouvert par une muqueuse, si celle-ci vient à s'enflammer, les fibres musculaires sous-jacentes peuvent devenir le siége d'une contracture spasmodique.* » Cette loi ne fait nullement exception pour le sphincter et peut très-bien s'appliquer au vagin et à l'anus.

Disons, en passant, que M. Gosselin repousse toute analogie entre les fissures de l'entrée du vagin et celles du rectum, et qu'il n'admet pas non plus la contraction spasmodique du sphincter anal à la suite de cette dernière affection.

Cruveilhier, et plus récemment Revillout, ont fait ressortir l'action des faisceaux moyens du releveur de l'anus, dans la constriction vulvaire (voyez le chapitre *Anatomie*). C'est donc la présence de ce muscle, jointe à celle du *constrictor cunni*, qui peut,

à un moment donné, produire le vaginisme, plutôt
que l'élasticité des tissus composant l'anneau vulvaire, comme l'avait avancé M. Richet.

CHAPITRE VIII

SYMPTOMATOLOGIE

Douleur excessive au moment du coït, et en
rendant l'accomplissement impossible, voilà le
principal, sinon l'unique symptôme accusé par les
malades. Cette douleur est telle qu'elle arrache des
cris, produit quelquefois la syncope et inspire à la
femme une répugnance invincible pour le rapprochement sexuel.

Dans certains cas cependant, le symptôme douleur est moins accentué, l'intromission pénienne
est possible à la rigueur, mais les souffrances
qu'elle entraîne empêchent les époux de l'effectuer.
Le plus souvent la femme supporte cet état par
crainte de l'avouer à un médecin, et les choses en
restent là. D'autres fois, pressée par les instances
du mari, elle se décide à chercher un remède à son
état. Mais avant de réclamer le secours de l'art,
elle consulte d'abord quelque matrone dont les
conseils lui sont le plus souvent inutiles.

La femme se présente donc enfin chez le médecin, seule ou accompagnée d'un mari, d'une mère
ou d'une amie. Son embarras est grand, et les ex-

plications qu'elle donne manquent généralement
de clarté ; elle ne sait ce qu'elle a, elle craint d'être
conformée autrement que les autres, et finalement
elle avoue que l'acte conjugal n'a jamais eu lieu
d'une manière complète, et que son accomplissement est excessivement douloureux.

C'est plus qu'il en faut pour mettre le médecin
sur la voie, mais il doit néanmoins réserver son
diagnostic jusqu'à ce qu'il ait procédé à l'examen
local. Cet examen auquel la femme est presque
toujours résignée, est *indispensable*; c'est sur lui
seul qu'on pourra asseoir les bases d'un traitement
rationnel, et c'est parce qu'il a souvent été fait
d'une manière incomplète, que le vaginisme est
resté jusqu'à ce jour si peu connu.

Après avoir placé la femme dans une position
convenable, on écartera avec un soin extrême les
petites lèvres, et on y recherchera les lésions que
nous avons signalées à propos des *causes*. L'examen
du vagin demande encore plus de précaution ; on
se gardera bien d'y introduire le doigt comme
dans un toucher ordinaire, on s'exposerait alors à
produire inutilement de la douleur, et même à ar-
racher des cris, ce qui serait fort désagréable, mais
on essayera seulement de faire pénétrer la pulpe
de l'index, afin de constater le degré de contraction du sphincter. Si les douleurs produites par
cette première introduction ne sont pas trop vives,
on tentera l'application d'un petit spéculum américain, afin d'examiner l'état des parois vaginales et

de rechercher les fissures qui pourraient exister à
l'entrée de ce canal. Dans certains cas très-prononcés, l'introduction du spéculum est absolument
impossible; il se présente alors diverses indications
sur lesquelles nous reviendrons, à propos du traitement.

MM. Demarquay et Saint-Vel donnent, au sujet
de l'examen, d'excellents conseils (1). « L'introduction du doigt est insuffisante, nous disent ces auteurs, parce que la douleur s'oppose à ce qu'on
reconnaisse le siége et la nature de la lésion. Si, au
lieu de cet examen insuffisant et de cette conclu-
sion hâtive, on veut se rendre un compte exact,
si, au lieu d'explorer les organes génitaux à l'extérieur seulement, on introduit avec précaution un
petit spéculum américain, on déprimera sans douleur, dans beaucoup de cas, une des parois du vagin, et l'on découvrira un état inflammatoire, une
fissure, une rhagade ou telle autre lésion limitée,
sur la paroi vaginale antérieure ou sur la postérieure. Le diagnostic et le traitement seront alors
fixés avec précision. Disons, par avance, que nous
n'avons jamais rencontré de vaginisme dont nous
n'ayons, avec de la patience, trouvé la cause maté-
rielle. »

La membrane hymen existe dans quelques cas
où le mari n'a pas eu l'adresse ou la force nécessaire pour la rompre; dans d'autres, il n'en reste

(1) *Gazette hebdomadaire*, n° 45, 30 octobre 1874.

plus que des traces qui sont alors le siége d'une inflammation assez vive. Ces deux circonstances sont évidemment favorables à la production et à l'entretien du vaginisme. Dans un cas où l'hymen circulaire avait été détruit par les premiers rapports, les coroncules myrtiformes étaient remplacées par des excroissances épithéliales qui entouraient l'orifice vaginal et entretenaient ainsi une vive irritation dans la région.

La contraction spasmodique est un symptôme important qui échappe souvent à l'observation du médecin, soit qu'il fasse défaut au moment de l'examen, soit qu'il n'existe pas réellement. On observe tantôt de la contraction, tantôt de la contracture; mais cette dernière est très-rare. Il ne faudrait pas prendre pour de la contracture la tonicité du sphincter et des fibres du vagin qu'on observe fréquemment chez les vierges et chez les femmes chez lesquelles les premières approches ont produit le vaginisme. La malade que nous avons observée à la Pitié présentait un peu de tonicité des fibres musculaires vaginales, mais la première phalange du doigt, introduite avec peine, ne ressentait aucune constriction qui pût faire croire à un état spasmodique.

Dans certains cas où les signes fournis par l'examen local paraissent insuffisants, il est utile d'interroger le mari sur les circonstances qui ont accompagné les tentatives de rapprochement conjugal. Les symptômes observés à ce moment sont importants à connaître, car ils caractérisent très-bien le degré d'intensité de l'affection. A la suite de quelques essais aussi douloureux qu'infructueux, la femme acquiert une certaine répugnance pour le coït; cependant, dans l'espérance de voir disparaître cet état, elle se soumet avec courage à de nouvelles tentatives. C'est alors que la douleur acquiert son paroxysme; la face exprime la terreur, la respiration et le pouls s'accélèrent et un état convulsif se déclare. La femme pousse des cris, demande grâce, les muscles adducteurs se contractent violemment en même temps que ceux du périnée; cet état se terminerait évidemment par la syncope, si les tentatives d'intromission étaient continuées.

Il faut également signaler quelques symptômes généraux assez graves pour attirer l'attention du praticien, alors même que l'affection primitive ne lui serait pas révélée. Les malades maigrissent, perdent l'appétit, et leur santé générale s'altère rapidement; ils sont sujets aux névroses et à la dysménorrhée et deviennent chlorotiques.

Nous n'insistons pas sur les diverses affections concomitantes qui peuvent être observées et que nous considérons la plupart comme des causes occasionnelles du vaginisme. Nous en avons cité la plupart lorsque nous avons étudié l'étiologie de cette affection. Tels sont les troubles de la menstruation, la leucorrhée, la vaginite, le ténesme anal et vésical, les déplacements utérins, les ulcérations du col et les diverses lésions pouvant exister dans les organes génitaux tant internes qu'externes.

Il n'est pas nécessaire de dire que presque toutes les malades atteintes de vaginisme tombent dans un état de découragement et de tristesse. Les facultés affectives s'éteignent, l'amour conjugal est quelquefois remplacé par une complète indifférence et le mari s'en va souvent demander à d'autres ce que sa femme ne peut lui donner. L'espoir d'avoir un enfant est perdu et tout le bonheur rêvé par les époux au commencement de leur union se change en tristesse et en regrets.

Il nous reste maintenant à parler d'un symptôme fonctionnel important, la *stérilité*. Quoique les exemples de grossesse coïncidant avec la présence de l'hymen ne soient pas rares, on ne saurait néanmoins les considérer autrement que comme des exceptions. Scanzoni a beaucoup étudié la question et il l'a placée sous son véritable jour en disant que, dans le vaginisme, l'impossibilité de pratiquer l'intromission pénienne était la seule cause qui pût produire la stérilité. Cette impossibilité est le résultat de la contraction des muscles du sphincter et de ceux du périnée, mais plus encore de la douleur éprouvée par la femme au moment du coït. Qu'on éthérise la malade, comme l'a fait Thomas, de New-York, la copulation et la fécondation seront possibles, malgré le vaginisme le plus prononcé.

Nous dirons donc que, lorsqu'il y a vaginisme, la stérilité est la règle. Les exceptions ne sont cependant pas très-rares; M. le professeur Lorain nous a communiqué une observation où la grossesse est survenue chez une femme chez laquelle l'accomplissement complet de l'acte conjugal avait toujours été impossible.

CHAPITRE IX

DIAGNOSTIC, PRONOSTIC

En général, le diagnostic du vaginisme ne présente pas de sérieuses difficultés. Il ne saurait être confondu avec la *simple hypéresthésie vulvaire* consécutive aux premiers rapports conjugaux, pas plus qu'à celle qu'on observe pendant le cours d'une vaginite. Il y a ici une différence capitale à établir, tandis que, dans l'hypéresthésie consécutive aux premiers coïts, la répétition fréquente de l'acte amène rapidement la tolérance, dans le vaginisme, les efforts les plus courageux et les plus modérés ne font qu'irriter l'organe et augmenter la douleur. De plus, si l'affection n'est pas traitée, elle persistera un temps infini; c'est en vain que, après des efforts infructueux, le mari laissera sa femme en repos pendant une ou plusieurs semaines; il rencontrera toujours le même obstacle. Quant à la simple hypéresthésie qui accompagne une vaginite, elle disparaît aussitôt après la cause.

La *névralgie* qui occupe la vulve et le vagin n'est pas ordinairement accompagnée de symptômes inflammatoires ; la douleur est vive, lancinante ; il n'y a pas de contractions spasmodiques, et les phénomènes ne se manifesteront pas exclusivement au moment du rapprochement sexuel.

Le *prurit vulvaire* ne produit ni spasme, ni douleur vive au toucher ; il s'exaspère par la chaleur du lit et aux époques menstruelles.

Des *brides cicatricielles*, coïncidant avec un inflammatoire, ont pu en imposer pour du vaginisme ; mais un examen attentif des organes met facilement sur la voie du diagnostic ; si le cas paraissait douteux, on pourrait avoir recours à l'anesthésie, qui ferait alors disparaître la contracture spasmodique et la douleur, et laisserait persister l'obstacle s'il était produit par des brides cicatricielles. Nous en dirons autant pour ce qui concerne l'atrésie vulvaire congénitale et l'imperforation de l'hymen.

Quelques malades éprouvent, au moment du coït, un ténesme anal et vésical des plus désagréables. Cette affection, qui complique souvent le vaginisme, ne saurait être confondue avec lui, car elle laisse le conduit vaginal parfaitement intact, ce dont on s'assure facilement par le toucher à l'examen.

Le *pronostic* n'est pas grave si la malade est décidée à se laisser traiter ; dans le cas contraire, il doit être réservé. Comme le dit M. Demarquay, ce n'est pas impunément qu'une femme souffre pendant des mois et des années des douleurs physiques et morales du vaginisme. Il en résulte des troubles plus ou moins graves dans l'innervation générale et dans l'innervation de la région. Les troubles locaux sont ceux qu'on observe dans la plupart des affections utérines, mais les troubles moraux, surtout, acquièrent avec le temps une gravité toute particulière. Les malades se découragent facilement et il leur répugne de se soumettre à un traitement chirurgical. Ajoutons à cela la désunion qui survient dans beaucoup de ménages. M. Sims affirme que, d'après son expérience personnelle, aucune affection ne peut devenir, entre deux époux, la source de chagrins plus amers.

Le pronostic s'aggrave si l'affection est très-ancienne, et si elle se manifeste après une longue période de rapports sexuels réguliers. Ce dernier cas est rare, et nous avons dit que le vaginisme s'observait surtout chez les femmes qui débutent dans la vie conjugale et chez celles qui, quoique mariées depuis longtemps, n'ont jamais subi le rapprochement complet (observations I, II).

CHAPITRE X

MARCHE, DURÉE, TERMINAISON

Quoique le vaginisme ne se manifeste que lors-que les organes sont irrités par le contact, on peut dire que cette affection a, le plus souvent, une marche continue. La malade peut jouir en appa-rence d'une bonne santé, mais elle est cruellement ramenée à la réalité à chaque tentative de rappro-chement sexuel. Cependant, dans certains cas, l'af-fection peut être passagère et laisser quelques in-tervalles pendant lesquels le coït complet pourra s'effectuer sans trop de douleurs.

La durée du vaginisme est indéterminée, car cette affection ne semble pas avoir de tendance à guérir spontanément. On peut donc dire que, s'il n'y a pas d'intervention, la chronicité est la règle. La durée est du reste subordonnée à la forme de la maladie, à la cause qui l'a produite, au traitement qui lui est opposé, etc. Dans quelques-unes des ob-servations que nous publions, la maladie durait de-puis plusieurs années, et le repos prolongé des or-ganes génitaux n'avait pas à lui seul suffi pour amener la guérison.

Quant à la *terminaison*, nous venons de voir que, selon le traitement, elle peut être heureuse ou funeste. Par terminaison funeste nous entendons, non pas la mort, mais un état général relativement grave. L'hystérie, la mélancolie, la stérilité qui afflige tant les malades, la désunion dans le ménage, et quelquefois des troubles de l'appareil génital tout entier. Une malade de M. Hervez de Chégoin, qui avait lutté pendant trois ans contre les horribles douleurs du vaginisme et refusé de se soumettre à une opération chirurgicale, a fini par se donner la mort. Ce cas est, heureusement, le seul que nous connaissons.

CHAPITRE XI

TRAITEMENT

Le traitement du vaginisme a nécessairement varié selon l'idée qu'on s'est faite de cette affection. Considéré comme une névrose, il ne réclame qu'une médication générale et purement médicale; placé parmi les contractures consécutives à une lésion dans le genre de celle du sphincter anal, il doit être soumis à un traitement chirurgical. Cette dernière opinion a généralement prévalu, et Sims, quoique admettant un vaginisme essentiel, a toujours considéré cette affection comme étant du ressort de la chirurgie.

Quoi qu'il en soit, le vaginisme occasionne quelquefois un état général qui peut donner lieu à des indications thérapeutiques très-diverses; si l'intervention chirurgicale est jugée nécessaire, il y a souvent lieu d'y préparer la malade par un régime approprié. Ces indications générales sont très-variables; nous y reviendrons à la fin de ce chapitre; nous dirons seulement qu'avant d'entreprendre la guérison du vaginisme, il faut prescrire la continence la plus absolue.

Quoique le traitement local soit presque le seul auquel on doive avoir recours dans la grande majorité des cas, la médication générale trouvera néanmoins son emploi rationel dans quelques circonstances. Nous diviserons donc la thérapeutique du vaginisme en traitement *local* et en traitement *général*.

TRAITEMENT LOCAL

L'analogie remarquée entre le vaginisme et la fissure de l'anus devait forcément conduire les chirurgiens à appliquer le même traitement à ces deux affections. La section du sphincter vaginal et la dilatation furent d'abord employées avec plus ou moins de succès; plus tard on pratiqua la section du sphincter anal et la cautérisation. Quelques chirurgiens se sont contentés de traiter le vaginisme par des lotions astringentes et des topiques de nature diverse. Nous allons rapidement passer en revue chacun de ces modes de traitement.

La *section du sphincter vaginal,* préconisée avec

a rdeur par Sims, avait déjà été pratiquée en France par Huguier, Pinel-Grandchamp et Michon. Voici comment procède le chirurgien américain : après avoir anesthésié la malade, il fait de chaque côté de la ligne médiane une incision profonde dirigée de haut en bas et se terminant au raphé du périnée et formant le côté d'un Y. Chacune de ces incisions doit avoir environ deux pouces de longueur et intéresser à la fois le tissu vaginal, l'anneau vulvaire et le périnée. La section du sphincter vaginal peut également se faire par la méthode sous-cutanée employée par Blandin pour la section du sphincter anal, mais ce procédé, peu employé aujourd'hui, ne nous paraît pas présenter d'avantages réels.

Les incisions profondes ont donné à M. Sims les meilleurs résultats, mais nous nous demandons, avec la plupart des chirurgiens français, si une opération aussi sanglante est indispensable pour faire disparaître le vaginisme. Scanzoni fait remarquer que ces incisions doivent laisser après elles des cicatrices et porter ainsi atteinte à l'élasticité du périnée qui serait alors exposé à se rompre plus facilement lors de l'accouchement.

Le traitement de M. Sims était, du reste, complété par l'excision des débris de l'hymen et la dilatation. Nous croyons qu'on doit d'abord avoir recours à ce dernier procédé et réserver la section du sphincter pour les cas où les autres méthodes auraient échoué.

La simple *incision de la muqueuse* et de l'*hymen* a paru suffisante à quelques praticiens. Dans un cas qui a été traité par le docteur Poullet, de Lyon, ce procédé a donné un succès complet (observation I). Cette opération, quoique peu importante, doit néanmoins être pratiquée pendant l'anesthésie ; elle semble surtout convenir dans les cas où l'hymen a persisté plusieurs années après le mariage et où l'existence de cette membrane paraît être la cause principale de l'affection. Il est indispensable, après cette opération, d'introduire et de maintenir pendant quelques jours dans le vagin, une grosse mèche de charpie ou un corps dilatant quelconque.

La *dilatation* peut être graduelle et continue ; elle peut être brusque.

A. *Dilatation graduelle.* — Elle se fait avec des mèches de charpie dont on augmente graduellement le volume, ou avec des éponges préparées. On peut arriver à la guérison par ce procédé, mais ce n'est qu'au bout d'un temps très-long et au prix de douleurs vives et répétées auxquelles les malades se soumettent très-difficilement. L'introduction d'une mèche de charpie est douloureuse, malgré l'emploi d'un onguent belladoné, et on trouvera peu de personnes qui veuillent supporter tous les jours, pendant plusieurs semaines, un semblable traitement. Chez notre malade (observation VIII), ce procédé a été employé pendant deux mois sans produire une amélioration notable, et il est probable que, dans les cas où il a réussi, il s'agissait d'un vaginisme léger.

Nous préférerions du reste, à la mèche de charpie, l'éponge préparée dont l'introduction n'est pas plus douloureuse, et qui agit beaucoup plus rapidement. Elle a donné un succès à M. le professeur Lorain et Scanzoni l'employait toujours avant d'avoir recours à la dilatation brusque. La racine de gentiane, dont le volume augmente sous l'influence de l'humidité, a été mise en usage avec succès par M. Robert de Latour. On a employé également des cylindres de caoutchouc dont le volume peut être augmenté graduellement par des liquides ou par l'insufflation (Péan).

B. *Dilatation brusque.* — Elle compte un grand nombre de succès, et son usage tend de plus en plus à se généraliser. Elle a été pratiquée, en France, par plusieurs chirurgiens, parmi lesquels nous citerons MM. Depaul, Richet, Verneuil, Delore, etc.; en Angleterre, par Tilt; en Allemagne, par Scanzoni.

Cette opération doit toujours avoir lieu pendant l'anesthésie ; elle se pratique soit au moyen des doigts, soit au moyen d'un instrument dilatant. Le docteur Tilt introduit les deux pouces, opposés par leur face dorsale, et maintient l'orifice distendu pendant quelques minutes, après quoi il introduit une mèche volumineuse qu'il maintient à l'aide d'un bandage en T. En France, on emploie plutôt les instruments; M. Delore s'est servi avec avantage du spéculum d'Ambroise Paré (observation II), dont l'introduction est facile et qui peut être maintenu dilaté à l'orifice vulvaire pendant le temps voulu. Celui de Bozeman, recommandé par M. Gallard, présente les mêmes avantages. Si l'on fait usage d'un spéculum bivalve, la dilatation brusque s'obtient en retirant l'instrument tout ouvert.

Ce procédé s'est montré réellement efficace dans beaucoup de cas, mais son emploi n'est cependant pas toujours indiqué. Il faut du reste, avant de le mettre en pratique, chercher à faire disparaître les lésions vulvaires qui sont souvent la cause du vaginisme. Nous avons remarqué que la dilatation brusque réussissait surtout là où le spasme vaginal paraissait essentiel ; nous attribuons ceci à ce que, dans la plupart des cas désignés par les auteurs sous le nom de vaginisme essentiel, celui-ci reconnaissait pour cause quelques fissures du vagin qui étaient passées inaperçues dans un examen superficiel. Ce résultat rend encore plus manifeste l'analogie qui existe entre la fissure anale et la fissure vaginale.

MM. Jobert et Dolbeau ont mis en usage la *section sous-cutanée du sphincter anal* chez des malades qui présentaient les symptômes du vaginisme en même temps que ceux de la fissure à l'anus ; cette opération a procuré la guérison. Nous trouvons dans la thèse de M. Visca la relation d'un cas très-intéressant de vaginisme traité de la même manière par

M. Tarnier ; il s'agissait d'une malade atteinte de constriction anale et vulvaire avec hypéresthésie excessive ; on pratiqua d'abord, sans beaucoup de succès, la section de la moitié droite du sphincter anal externe, puis on fit la section des fibres musculaires de ce sphincter au niveau de leur entrecroisement avec celles du sphincter vaginal. La malade fut guérie de sa contracture anale, mais le vaginisme persista.

Dans leur récent article publié dans la *Gazette hebdomadaire*, MM. Demarquay et Saint-Vel se prononcent contre tous les procédés que nous venons d'énumérer. « Plus d'opérations sanglantes comme celles de Sims, disent-ils, plus de dilatation brusque à l'aide des doigts ou des instruments, plus même de dilatation graduelle au moyen des spéculums. »

La *cautérisation* doit, d'après ces auteurs, remplacer la dilatation et l'incision. Nous reconnaissons sans peine que, dans un bon nombre de cas, elle est suffisante, surtout lorsque la cause qui entretient le vaginisme est simple par elle-même, et c'est ce qui a lieu le plus souvent ; nous dirons également que, quel que soit le cas, elle peut toujours être employée avec fruit. Chez une de nos malades, elle a suffi pour amener la guérison, chez une autre (observation VIII), elle a produit une notable amélioration là où l'emploi prolongé de mèches belladonées était resté sans résultat. Mais ce ne sont pas là des raisons suffisantes pour nous faire rejeter la dilatation. Parmi les nombreuses observations rapportées par M. Visca, nous en trouvons plusieurs où la cautérisation, qui avait été employée au début, s'est montrée insuffisante, et où on avait été forcé d'avoir recours à des moyens plus énergiques.

La cautérisation, telle que l'indique M. Demarquay, doit être faite avec la solution ou le crayon de nitrate d'argent et porter surtout sur le point lésé ou enflammé. Dans les cas où ce point n'aura pu être découvert, on cautérisera la muqueuse vaginale avec une solution. Lorsque le vaginisme reconnaîtra pour cause des excroissances épithéliales, on les excisera avant de toucher avec le crayon. Nous le répétons, ces moyens très-simples donnent d'excellents résultats, et on devra toujours les employer avant de procéder à la dilatation.

M. Broca a employé le galvano-cautère dans un cas d'hypéresthésie excessive de l'entrée du vagin. Ce chirurgien se proposait en outre de couper les filets nerveux superficiels au moyen du fil galvanocaustique. Deux cautérisations, faites de chaque côté de l'anneau vulvaire, furent suffisantes. Le fil de platine n'avait attaqué que la muqueuse sans toucher au constricteur. Le résultat fut tout à fait satisfaisant.

Nous ne faisons que signaler en passant les topiques, onctions ou lotions de diverse nature, qui

ont été spécialement appliqués au vaginisme. Le
plus souvent ils sont insuffisants, si ce n'est toutefois lorsque la lésion primitive est très-simple et se
trouve située sur les organes génitaux externes. On
fera bien néanmoins de commencer par là. Il en
est de même des bains de siége simples ou conte-
nant du son, de la jusquiame, etc. Les suppositoires
au bromurede potassium, préconisés par M. Guéneau de Mussy, et les cataplasmes vaginaux de
M. Caradec, sont également d'excellents moyens ;
mais il faut, pour qu'ils soient utiles, que le vagin
puisse les admettre, ce qui est rarement possible.
Ils seront, du reste, employés avec fruit, lorsque la
vulve aura déjà subi un commencement de dilatation à l'aide des procédés dont nous avons parlé
plus haut.

Résumons le traitement chirurgical :
On cherchera d'abord la cause et on dirigera
contre elle les moyens simples : cautérisation, excision, lotions astringentes, etc. ; si l'affection persiste, on aura recours à la dilatation graduelle ou
brusque. Quant à la section du sphincter vaginal,
nous pensons qu'on ne doit l'employer que dans les
cas très-exceptionnels, et lorque tous les autres
moyens auront échoué.

Traitement général.

En premier lieu, nous citerons le *bromure de potassium*, préconisé par Raciborski et conseillé par

Lorain. Ce médicament, dont l'emploi est, on le sait, très-utile dans l'œsophagisme, peut, à la rigueur, être appliqué au vaginisme. Son action sédative et antispasmodique, la réputation qu'il possède de diminuer la sensibilité de la peau et des muqueuses, en justifient parfaitement l'emploi. On pourra donc le donner même après avoir acquis la certitude que le spasme est produit par une lésion accessible ; il agira alors comme acinétique et résolutif du système musculaire. Sans considérer le bromure de potassium comme capable à lui seul de guérir le vaginisme, nous pensons qu'il peut, à un moment donné, devenir un utile adjuvant du traitement chirurgical. D'après Raciborski, il est surtout indiqué lorsque le spasme vaginal coïncide avec des troubles de la menstruation. On l'emploie alors à la dose de 2 à 4 grammes par jour.

Nous pensons qu'on doit rayer les *narcotiques*, tels que l'opium, l'aconit, etc., du traitement général. Ces médicaments ne trouvent point ici leurs indications, car la douleur produite par le vaginisme est purement locale et ne se manifeste que lorsqu'on la provoque. Cependant on pourra, dans certains cas, employer les sels de morphine et d'atropine par la méthode hypodermique ; nous n'avons pas connaissance que ce traitement ait été appliqué, mais nous pensons que, sans faire cesser le phénomène spasmodique, il peut calmer la douleur et permettre momentanément l'accomplissement du coït.

Il n'est pas nécessaire de signaler l'arsenic, auquel on pourra avoir recours lorsque l'affection reconnaîtra pour causes certaines dermatoses.

Indications générales.

Y a-t-il contre le vaginisme un traitement préventif? Existe-t-il chez les sujets quelques indices qui puissent faire soupçonner sa prochaine apparition? Nous croyons devoir répondre négativement à ces deux questions. Nous avons dit que ni la constitution, ni la position sociale ne pouvaient figurer parmi les causes prédisposantes. Cependant, comme le fait remarquer M. Lorain, il sera toujours utile d'entourer les femmes hystériques et impressionnables de quelques soins à leur entrée dans la vie conjugale, et de recommander aux époux les plus grands ménagements. Le même professeur a remarqué que la détestable pratique qui consiste à partir en voyage le jour même du mariage était souvent la cause d'accidents plus ou moins graves; il est toujours imprudent, nous dit-il, d'exposer la jeune femme, la première nuit de ses noces, dans une auberge ou dans tout autre lieu; qu'il survienne un accident, et elle se trouvera souvent exposée à manquer des soins qui lui eussent été prodigués si elle était restée près de sa famille.

Certains états morbides, consécutifs au vaginisme, demandent à être traités avec soin. Tels sont les troubles de l'innervation générale et ceux de la nutrition. Il n'y a pas là d'indications spéciales; toutefois on peut citer les eaux minérales sédatives, Luxeuil, Bagnères de Bigorre, qui, dans certains cas rebelles, ont donné de très-beaux résultats. Nous en dirons autant de l'hydrothérapie.

Nous n'avons pas encore dit un mot des moyens palliatifs qui, tant en France qu'à l'étranger, ont été proposés, non pas pour guérir le vaginisme, mais pour permettre l'accomplissement du coït. Ces moyens sont peu en rapport avec les mœurs médicales, c'est ce qui fait que nous avons jusqu'à présent différé d'en parler. Il y a d'abord un certain spéculum à trois valves dont nous trouvons la description dans la thèse de M. Visca, et qui, « introduit par son embout conique peu volumineux, voit ses branches s'écarter jusqu'à la distance de plus de 10 centimètres; une vis limite et fixe le degré de dilatation; toute contraction est dès lors vaincue, c'est à ce moment que la conjonction sexuelle s'opère, et l'instrument qui a servi pour ainsi dire de douille ou de gaine, s'échappe et tombe. » On a employé en Amérique l'anesthésie, pour permettre la copulation dans les cas où le vaginisme la rendait impossible; on n'a pas même craint de donner à cette pratique le nom de *coït éthéré*, comme si elle devait prendre place parmi nos moyens thérapeutiques ordinaires. Quoique, dans un cas cité par Sims, on ait pu obtenir la conception par ce procédé, nous

n'hésitons pas à le condamner, et à dire avec
M. Courty qu'on doit se contenter de connaître ces
faits curieux sans chercher à les produire.

Tout ce que nous venons de dire à propos du traitement s'applique surtout au vaginisme inférieur.
Quant à la variété dont M. Révillout a fait récemment connaître la pathogénie, et qui consiste en un
étranglement de la partie supérieure du vagin par
des fibres musculaires étrangères à cet organe,
nous ne saurions en indiquer le traitement spécial.
Cette variété de vaginisme qui est rare et peu
connue, n'a pas été jusqu'à présent l'objet d'une
étude clinique assez complète.

LEÇON CLINIQUE

DE M. LE PROFESSEUR LORAIN

SUR LE VAGINISME (1)

Vous savez que dernièrement je vous ai parlé des femmes qui ne supportaient pas le rapprochement sexuel ou qui ne le supportaient que très-difficilement.

J'ai encore eu l'occasion de m'en occuper tout récemment, ayant été consulté par les familles de deux jeunes gens qui se sont mariés, et qui sont partis faire un voyage de noce en Italie. Je m'étais opposé à ce voyage, ma conviction étant qu'il est toujours imprudent de s'exposer ainsi, les premières nuits de noces, dans une auberge et dans un pays souvent sans ressources. Ils m'ont raconté toute leur histoire depuis. La jeune femme a été très-ma-

(1) Qu'il nous soit permis d'adresser encore une fois nos remerciments à notre savant professeur, dont la bienveillance à notre égard ne s'est jamais démentie. Il a bien voulu faire à notre intention cette leçon clinique que nous reproduisons presque en entier; nous la plaçons à côté de nos observations, parce qu'elle contient la relation de plusieurs cas intéressants qui pourront être comparés à ceux que nous publions plus loin. Les opinions que nous reproduisons sur la pathogénie du vaginisme diffèrent quelque peu de celles de notre professeur; c'est un peu pour cela aussi que nous donnons sa leçon telle qu'elle a été faite à l'hôpital de la Pitié.

lade des suites des premières tentatives de rapprochements, et maintenant encore elle éprouve de
vives douleurs chaque fois que son mari veut pratiquer l'acte conjugal.

Les faits de ce genre sont fréquents. J'en parlais,
il y a quelque temps, devant une dame âgée, res-
pectable, une femme d'un très-grand mérite social,
illustre même, et qui tient chez elle comme une
sorte de bureau de consultations pour les jeunes
femmes et pour les hommes aussi. Elle me dit :
« Vous connaissez bien mon amie, Madame X...,
elle a cinquante-quatre ans; vous connaissez son
mari aussi; eh bien il ne l'a jamais vue ! » — « Mais
il me semblait qu'elle avait une grande fille ? » —
« Oui, c'est vrai, elle a fait ses preuves, mais cette
fille est d'un premier lit; elle avait 30 ans quand
elle s'est remariée; son mari l'a emmenée en Italie;
à la première auberge, il s'est mis en mesure de
remplir son devoir; les premières tentatives ont été
si douloureuses, qu'elle s'est mise à crier; le mari a
voulu essayer de nouveau, mais jamais il n'a pu arriver à quelque chose de complet. Il y a vingt-
quatre ans que cela s'est passé, et Madame X..., est
encore comme le premier jour de son mariage; il
n'y a pas eu d'accommodements possibles, et son
mari a fini par y renoncer. Ils sont bien ensemble;
elle est seulement pour lui une femme à tenir sa
maison; elle n'a jamais voulu se décider à consulter un médecin. »

Je vous ai raconté aussi qu'une jeune femme de Paris, mariée depuis trois ou quatre mois, était venue demander conseil à la religieuse du service. Elle ne supporte pas les approches de son mari ; elle a une telle sensibilité, une telle rigueur dans la contraction du sphincter vulvaire, que chaque fois que son mari s'approche d'elle, elle se sauve et se met à crier ; malgré l'affection qu'elle a pour lui et le désir qu'elle a de le satisfaire, malgré la passion que, vu son âge et son tempérament, la jeune femme apporte dans ces tentatives, la douleur la force presque aussitôt à se soustraire à ces rapprochements ; elle est venue me consulter parce que son mari qui est un ouvrier, un artisan, a fini par lui dire qu'il s'était marié pour jouir de sa femme, et qu'il irait voir les filles si ça durait ; elle est venue me prier de mettre fin à sa triste situation. Je l'ai examinée et j'ai constaté qu'elle était bien conformée ; elle a la taille bien faite, les apparences d'une femme bien constituée et d'un tempérament ardent ; les mamelles sont suffisamment développées, l'utérus est intact, de forme normale, les règles n'ont jamais fait défaut ; il n'y a point d'anomalie dans la forme des organes sexuels ; il n'y a point non plus de maladies chroniques, inflammatoires ou autres ; la membrane hymen a été rompue ; le doigt pénètre dans le vagin, mais le sphincter se contracte aussitôt avec une grande énergie ; il y a des contractions presque convulsives dans les membres inférieurs ; la douleur est très-vive. Ce n'est qu'au bout de quelque temps, en maintenant mon doigt dans les parties, que je suis arrivé à en faire supporter la présence. On peut même, au bout de quelque temps, introduire deux doigts, mais cette opération est douloureuse; cependant elle la supporte. Le mari est un jeune homme assez inexpérimenté, qui, évidemment, n'a pas su vaincre une première fois avec une énergie suffisante la résistance qui aurait cédé à la persistance du coït, et qui surtout ne se serait pas renouvelée si la satisfaction vénérienne avait été complète. C'est donc l'exagération d'une fonction, celle du sphincter de la vulve, qui demande à être vaincue.

Assez facilement, j'ai introduit des éponges préparées, afin de dilater l'anneau vulvaire et j'avais obtenu ainsi une amélioration notable. Je me proposais d'introduire un pessaire en caoutchouc, mais je ne l'ai plus revue; j'espère qu'elle se sera fait une existence possible.

Dernièrement j'ai vu une autre jeune femme, bien constituée et mariée depuis peu. Aussitôt que son mari, qu'elle aime beaucoup, s'approche d'elle, ce sont des cris épouvantables. Il n'y a encore eu que deux tentatives de rapprochement sexuel; à la première, qui eut lieu aussitôt après le mariage, elle a demandé pardon. La seconde fois, c'était dans une maison de famille, à la campagne; elle n'a pas pu se contraindre et a poussé des cris qui ont réveillé toute la maison; les voisins sont venus, on a dit que c'était un accident. Elle en a fait la confidence à sa mère; son mari, qui est plein d'égards et d'attentions pour elle, est venu me trouver. Eh! mon Dieu, ils en sont réduits à des rapprochements approximatifs; mais il y a eu quelque chose, depuis deux mois, elle n'a plus ses règles ; on est venu me demander si elle pouvait être enceinte malgré cet accomplissement incomplet des fonctions sexuelles; j'ai répondu que la chose était possible, mais peu probable. Depuis cette époque, j'ai revu cette jeune femme et j'ai pu constater une grossesse avancée.

Il n'y a pas longtemps j'ai été consulté par une femme, toute jeune, qui m'a dit ne pouvoir supporter les approches de son mari. Je l'ai examinée et j'ai trouvé le vagin suffisamment dilaté, sans traces de lésions inflammatoires ou autres; l'introduction du doigt n'est pas très-douloureuse et il m'a été impossible de constater une constriction notable du sphincter. C'est un vaginisme intermittent ; combien cet état durera-t-il ? Je n'en sais rien.

Depuis, j'ai reçu la confidence de plusieurs femmes qui m'ont dit avoir renoncé à se laisser toucher par leurs maris, tant les approches leur étaient désagréables, pénibles, douloureuses.

Il y a des gens qui ne peuvent pas avaler une pilule, je suis de ce nombre; j'en prends, mais avec du beurre; il y a des femmes aussi qui ont ce qu'on appelle l'œsophagisme ; elles ne peuvent pas manger, elles refusent tous les aliments. Il est possible qu'il y ait une certaine analogie entre les constricteurs de l'orifice supérieur du corps et ceux de la vulve. On a proposé de diriger contre le vaginisme le traitement employé pour la fistule à l'anus ; cela me paraît être une très-mauvaise méthode.

Ainsi voilà une femme qui s'est remariée à trente ans ; avant, elle avait eu un enfant, et aujourd'hui, la tête d'un pénis ne peut plus passer par où est passée la tête d'un enfant.

Nous croyons qu'il serait préférable d'instituer un traitement sédatif et antispasmodique. L'emploi du bromure de potassium, déjà indiqué par Raciborski, nous paraît plus rationnel et plus efficace.

Le traitement du vaginisme est, du reste, extrêmement difficile. On a souvent affaire à des malades d'une délicatesse et d'une susceptibilité extrêmes, et c'est à peine si, dans ces certains cas, le médecin ose intervenir.

Cette affection est plus commune qu'on ne le croit généralement. J'arrive maintenant à un âge où on reçoit ces sortes de confidences ; j'en reçois beaucoup. Je crois que le vaginisme n'est pas dû à l'étroitesse des organes, mais plutôt à un sentiment de crainte au moment de l'introduction, et qui empêche la dilatation. Il y a énormément de femmes fort distinguées dans le monde, et qui n'ont jamais coïté. Il y a des raisons ; c'est parce qu'elles ont quelquefois affaire à des hommes qui n'ont pas

la délicatesse, le sentiment des caresses préliminaires qu'ils doivent à la femme chaque fois qu'ils
s'en approchent; ce sont des gens dépourvus de
tact, et qui veulent arriver brusquement sans frap-
per à la porte. Je n'insiste pas sur ce sujet qui est
très-délicat, mais je le répète, le vaginisme est souvent causé par la brutalité ou la maladresse de certains maris. On ne saurait trop recommander aux
gens qui ont des femmes nerveuses et impressionnables d'entourer l'acte conjugal de tous les ménagements possibles.

Tout n'a pas encore été dit sur le vaginisme, et
il y a là un important sujet à étudier, seulement il
est un peu difficile, surtout pour un jeune homme.

OBSERVATIONS

OBSERVATION I

(Communiquée par mon ami M. le docteur Poullet, de Lyon.)

Madame M..., âgée de 36 ans, d'une constitution un peu délicate, tempérament nerveux, un peu maigre, mais n'ayant
cependant jamais eu de maladie. Je fus appelé pour des ma-
laises qu'elle éprouvait du côté du bas-ventre, un peu de
spasme du col vésical et de la dysurie, il y avait aussi de la
leucorrhée.

Soupçonnant une érosion utérine, je fus conduit, après quelques jours de traitement à solliciter, un examen utérin. Quel
ne fut pas mon étonnement, lorsque je vis que le spéculum
n'était pas applicable. Je trouvais la vulve un peu rouge, extrêmement sensible au moindre contact, et l'introduction de
la pulpe de l'index détermina une douleur vive accompagnée
de spasme douloureux.

J'étais en face d'un cas de vaginisme chez une femme qui,
mariée depuis 16 ans, n'avait jamais coïté complétement par
suite de la douleur qu'elle éprouvait au contact. L'hymen était
assez étroit pour ne laisser pénétrer que la pulpe de l'index.
Son bord était épaissi et recouvert de granulations rouges
formées par des glandes hypertrophiées. Je m'informai de la
façon dont se passaient les prétendus rapprochements sexuels,
et je pus reconnaître que le mari était ignorant de la particu-
larité qui existait dans son ménage ; il me dit bien que sa
femme était tellement sensible qu'il ne pouvait entrer que peu
profondément, mais il ignorait qu'au lieu d'entrer, ses efforts

n'avaient abouti qu'à refouler un peu et à épaissir beaucoup la porte de la forteresse conjugale.

Bref, une excision de la moitié inférieure de la membrane hymen qui était très-granuleuse et une petite incision sur deux autres points furent pratiquées ; cela, aidé de mes recommandations au mari, me fit obtenir un succès assez complet pour pratiquer un accouchement un an après, au grand étonnement de la famille et des amis de M. M...

OBSERVATION II

(Communiquée par M. Delore, chirurgien en chef de la Charité, de Lyon.)

Je fus appelé en consultation par mon collègue, M. le docteur M..., afin de donner mon avis sur l'état de madame X..., âgée de 25 ans, et qui, quoique mariée depuis quatre ans, est restée stérile, ce qu'elle attribue aux rapprochements incomplets qui ont toujours existé entre elle et son mari. Madame X... est brune, vigoureuse, d'une excellente constitution ; elle n'a jamais eu d'enfants, ce qui fait son désespoir ; son mari, âgé de 35 ans, est petit, anémique ; il a été très-éprouvé par la syphilis six ans avant son mariage ; ce n'est qu'avec un certain embarras qu'il donne les renseignements nécessaires sur la manière dont les rapports sexuels se sont effectués jusqu'alors. Nous apprenons cependant que toutes les tentatives de rapprochement faites pendant les premiers temps de son mariage ont été infructueuses et qu'il n'a jamais pu pratiquer l'intromission complète. Madame X..., qui avait d'abord assez bien supporté ces tentatives, avait fini par éprouver une douleur qui augmentait à chaque nouvel essai et, finalement, avait pris l'acte conjugal en horreur. Les choses en étaient restées là pendant trois ans, lorsque les époux, très-affligés de ne point avoir d'enfants, avaient fini par avouer cet état à leur médecin, M. le docteur M..., qui désira avoir mon avis sur l'opportunité d'un traitement chirurgical.

Je pratiquai l'examen local ; les organes génitaux externes ne présentaient aucune trace d'inflammation ; l'orifice vaginal est très-étroit et le toucher est tellement douloureux que je renonce à le pratiquer. J'étais en présence d'un vaginisme très-prononcé ; et comme madame X... et son mari désiraient à tout prix voir cesser cet état, je me décidai à pratiquer la dilatation forcée.

Après avoir éthérisé la malade, j'introduisis, sans trop de difficultés, un spéculum d'Ambroise Paré, que je dilatai graduellement. La dilatation m'ayant paru suffisante, je remplaçai l'instrument par une forte mèche et je laissai la malade sous la direction de M. le docteur M..., en recommandant au mari d'attendre quelques jours avant de renouveler les tentatives de rapprochement. J'ai appris depuis que tout allait bien, et, un an plus tard, madame X... accoucha d'un enfant bien portant.

OBSERVATION III

(Communiquée par M. le docteur Delore.)

J'étais en vacances à la campagne il y a neuf ans, lorsque je fus appelé par un cultivateur de mes voisins, dont la fille, mariée depuis quelques jours seulement, était, me disait-il, dans un état des plus inquiétants. Madame X..., la nouvelle mariée, est une jeune paysanne quelque peu lettrée et d'une apparence assez délicate ; son mari est fort, vigoureux, et n'a reçu ni éducation, ni instruction. D'après le récit qui m'est fait, c'est un homme brutal ; aussitôt après son mariage il a emmené sa femme chez lui et a voulu, sans ménagements ni préliminaires, accomplir ce qu'il croyait être son devoir ; ses premières tentatives ayant été infructueuses, il usa même de violence et malmena tellement sa femme que celle-ci s'enfuit chez son père et conçut pour son mari la plus profonde horreur.

5

C'est à ce moment que je suis appelé à visiter madame X...;
elle est en proie à une grande surexcitation et présente des
accidents hystériques. Elle se soumet avec beaucoup de difficultés à l'examen local ; je peux cependant constater de la vulvite avec un hypéresthésie excessive de la vulve et du vagin ;
le toucher est tout-à-fait impossible. J'ordonne un traitement
anti-spasmodique, et au bout de quelques semaines j'apprends
que, sur les instances de son père et de ses autres parents, la
malade est retournée près de son mari.

Un an plus tard je revis la famille, et on m'apprit que madame X... n'avait pas encore pu subir de rapprochements avec
son mari à cause de la vive douleur qu'elle éprouvait à chaque
tentative. Néanmoins, elle refuse énergiquement de se soumettre à aucun traitement. J'ai eu des nouvelles des époux il y
a peu de temps, et j'ai su qu'ils n'avaient pas d'enfants ; tout
me fait supposer que le vaginisme a persisté.

OBSERVATION IV

(Communiquée par notre excellent professeur et ami M. le docteur Marchand,
prosecteur des hôpitaux.)

Pendant un court séjour que nous fîmes à La Ferté, nous
fûmes consulté par madame X..., âgée de 21 ans, mariée depuis huit mois ; elle est petite, brune, d'un tempérament
nerveux, mais sa santé générale est assez bonne. Elle nous dit
que, depuis quelque temps, les rapports avec son mari sont
devenus absolument impossibles par suite de la douleur qu'elle
éprouve à chaque tentative de rapprochement. Cette douleur
est telle, qu'elle pousse des cris et a failli plusieurs fois se
trouver mal. Nous demandons à procéder à l'examen local, ce
qui nous est accordé, quoique avec peine. La vulve et les petites lèvres ne sont pas enflammées, l'introduction dans le
vagin de la pulpe de l'index détermine de vives douleurs, et
nous remarquons sinon une constriction du moins une tonicité

notable du sphincter. Le vagin est fort peu dilaté, et madame
X... nous dit que quelques rapprochements seulement avaient
été possibles tout-à-fait au début de la vie conjugale. En exa-
minant plus attentivement l'orifice vaginal, nous découvrons,
au niveau de la fourchette, 3 ou 4 petites ulcérations à peine
visibles. Ces ulcérations, qui n'étaient pas de nature syphili-
tique, étaient évidemment la cause du vaginisme. Nous pres-
crivîmes un traitement approprié : bains généraux, lotions
astringentes, poudres de bismuth, et les rapports sexuels furent
formellement prohibés. Madame X... suivit exactement nos
prescriptions, et, quelques semaines plus tard, nous apprîmes
que le coït avait été possible. La guérison complète nous a été
confirmée depuis par une grossesse et un accouchement des
plus heureux.

OBSERVATION V

(M. le docteur Dechambre.)

Madame X..., mariée depuis plusieurs années, se plaint de
vives douleurs de la vulve ; l'examen local fait découvrir dans
les replis des petites lèvres et sur le portour de l'orifice vaginal quelques fissures qui sont cautérisées avec le nitrate d'argent et disparaissent. Huit jours plus tard, la malade revient
et accuse les mêmes symptômes ; la cautérisation est de nouveau pratiquée et amène une notable amélioration.

La malade revient six semaines après. Elle se plaint toujours
d'une vive douleur dans la région vulvaire ; le toucher est
impossible. L'examen local est de nouveau pratiqué ; il fait
découvrir sur chaque petite lèvre, très-près de l'orifice vaginal,
des petites saillies ou proliférations de la muqueuse. Ces saillies étaient excessivement douloureuses au toucher et ren-
daient l'exploration de la région difficile ; les points voisins de
la muqueuse étaient le siége d'une légère inflammation. L'excision de ces excroissances est pratiquée avec des ciseaux

courbes et est suivie d'une cautérisation avec un crayon de nitrate d'argent très-effilé. La malade guérit complétement et les fonctions sexuelles n'ont plus été interrompues depuis.

OBSERVATION VI

(*Gazette des hôpitaux*, 29 août 1874, M. le docteur Revillout.)

Il y a trois ans environ, une femme jeune, primipare, très-bien musclée, était entrée à l'Hôtel-Dieu pour y faire ses couches.

Comme le travail se prolongeait, l'interne du service pensa qu'il y avait lieu de recourir au forceps. En conséquence, il introduisit les branches de l'instrument, et, paraît-il, il n'éprouva aucune difficulté pour le faire. La tête était encore au détroit supérieur ; les premières tractions furent inefficaces ; et, n'osant insister, le jeune opérateur crut devoir recourir aux lumières d'un accoucheur de profession. Avant de le faire appeler, il eut soin de retirer les branches du forceps.

Cet accoucheur, homme très-distingué à tous égards et dont le nom fait autorité, arriva trois quarts d'heure plus tard environ. Il voulut, lui aussi, terminer l'accouchement par le moyen des fers ; mais quand il essaya d'introduire à son tour une des branches de l'instrument, la chose lui fut impossible. Un peu au-dessous de l'utérus, le vagin était divisé en deux parties, pour ainsi dire, par une sorte de double bride qui s'étendait de chaque côté d'avant en arrière, à peu près perpendiculairement à l'axe du corps.

Quelle pouvait être la nature de cette double bride ?

L'accoucheur en renom jugea qu'elle devait être cicatricielle. Et malgré les affirmations réitérées du jeune interne, il se refusa à admettre que l'introduction du forceps eût été possible moins d'une heure plus tôt.

Du moment où l'obstacle était considéré comme le résultat

de cicatrices, la conduite à suivre était toute tracée : on ne devait pas espérer de le voir céder de lui-même, car les tissus inodulaires ne se prêtent pas facilement à une dilatation physiologique. Le mieux était donc de recourir à l'instrument tranchant sans plus tarder.

On fit de chaque côté du vagin une longue incision parallèle à l'axe de ce canal, et, par conséquent, à peu près perpendiculaire à la base des deux replis en question. L'enfant fut retiré alors sans difficulté.

Trois jours après, la femme mourut. L'autopsie fut faite avec grand soin : j'y assistai. On trouva du pus dans les veines du petit bassin, ce qui expliquait l'issue funeste. Mais quant à des brides cicatricielles ou autres, on n'en rencontra pas la moindre trace ; le vagin était sain et tout-à-fait normal ; autour des plaiés, aucune saillie, aucun relief n'expliquait la nécessité dans laquelle on s'était trouvé de pratiquer de larges débridements à droite et à gauche.

On ne pouvait pourtant pas admettre que l'accoucheur se fût trompé en croyant sentir un double obstacle, un double repli fortement tendu fermant en partie le vagin, comme une cloison incomplète, vers la moitié de sa hauteur. Avant d'y porter le bistouri, il l'avait fait toucher par l'interne, qui, malgré son étonnement, avait dû se rendre à l'évidence.

Mais maintenant, il était certain qu'il s'était agi d'un phénomène momentané, dont le mécanisme de propuction semblait nécessiter l'hypothèse d'une contracture ayant siége dans quelque faisceau musculaire.

Mais quel pouvait être ce faisceau ?

Appartenait-il au vagin lui-même ou se trouvait-il extérieur à lui ?

Il était peu probable que ce fût une partie de la tunique musculaire du vagin, car une contracture des fibres musculaires de cet organe aurait produit une contraction circulaire et non bilatérale.

Or, en dehors du vagin, les auteurs ne décrivent à ce niveau aucun muscle qui pût produire un étranglement.

Ainsi, pour le moment, le problème se posait sans qu'on pût entrevoir encore une solution. Le fait paraissait exceptionnel, sans analogue ; mais une fois que j'eus l'attention éveillée sur ce point, l'occasion se présenta vite de faire des rapprochements utiles.

OBSERVATION VII

(Du même auteur.)

Peu de temps après, je fus consulté par une femme qui, bien qu'ayant eu déjà des enfants, se plaignait d'une sorte de vaginisme intermittent pour ainsi dire. A certains jours les rapprochements sexuels devenaient pénibles; le membre viril faisait l'effet d'un corps beaucoup trop volumineux, bien qu'en général le vagin fût d'une capacité pour le moins suffisante.

Cette sensation désagréable n'existait pas seulement à l'orifice vulvaire, élargi du reste par une ancienne déchirure du périnée, mais encore et principalement, beaucoup plus haut dans le vagin.

Pensant à une contracture analogue à celle qui s'était produite chez la malade de l'Hôtel-Dieu, et ne trouvant d'abord rien d'anormal, je dis à cette personne de faire effort pour serrer mon doigt, si elle le pouvait.

En effet, je sentis alors très-distinctement, à 5 centimètres environ de profondeur, un peu au-dessous du col de l'utérus et des culs-de-sac vaginaux, une double bride, assez saillante, se dessiner sur les côtés, en même temps que la partie inférieure du vagin se resserrait un peu.

Cette double bride était certainement due à la contraction de faisceaux musculaires, et même de faisceaux de muscles soumis à la volonté, car ce jour-là elle disparaissait et se reproduisait, selon que la malade, sur ma demande, faisait un effort ou cessait d'en faire.

Il était probable que les douleurs pendant le coït se rattachaient à des contractures par action réflexe de ces mêmes faisceaux.

C'était d'autant plus supposable qu'il s'agissait d'une femme hystérique, qui présentait des points variés de névralgie et notamment de rachialgie, surtout à la région sacrée, et de la névralgie lombo-abdominale, et qui était, du reste, impressionnable, tant au physique qu'au moral, à l'excès. Un écoulement leucorrhéique assez abondant, une sensibilité assez marquée de l'utérus, lorsqu'on voulait lui communiquer des mouvements par la pression du doigt, une sensibilité beaucoup plus grande encore lorsqu'on refoulait profondément le cul-de-sac vaginal du côté gauche, bien qu'on ne sentît aucune tumeur, aucune rénitence à ce niveau ; enfin un point d'hyperesthésie, du même côté, vers l'orifice vulvaire, voilà ce que j'eus à noter en cherchant le point de départ des contractions spasmodiques et involontaires qui s'étaient produites durant les rapports conjugaux.

Les contractions provoquées elles-mêmes fatiguaient beaucoup la malade et lui laissaient une sorte de courbature intérieure qui, disait-elle, *portait au cœur*. Ceci m'empêcha de revenir, autant que je l'aurais voulu, à cette étude pratique du *vaginisme supérieur* proprement dit.

OBSERVATION VIII

(Recueillie dans le service de M. Desnos.)

Marie X..., âgée de 24 ans, blanchisseuse, entre à l'hôpital de la Pitié, salle Sainte-Geneviève, atteinte de rhumatisme articulaire aigu. Elle était à peu près guérie, lorsqu'elle se décida à faire connaître au médecin du service une affection qui s'était révélée un an auparavant. A cette époque, cédant aux instances d'un jeune homme qu'elle aimait, elle s'était livrée ou plutôt avait essayé de se livrer au premier coït. Cette première tentative fut extrêmement douloureuse, les suivantes n'eurent pas plus de succès, et, dans aucune d'elles, on ne put obtenir le rapprochement complet. Les jeunes gens étaient désespérés et ne savaient comment expliquer l'obstacle qui était venu, d'une manière si inattendue empêcher la réalisation de leurs désirs. On essaya cependant encore une fois, après avoir laissé écouler un intervalle de quelques jours, et, malgré le courage de la jeune fille, on ne put arriver à rien, si ce n'est à renouveler une douleur assez violente pour produire des cris et même une légère syncope. En présence de ce nouvel insuccès, le jeune homme se découragea et Marie X.., n'entendit plus parler de lui.

L'état général de notre malade ne présente rien de particulier. Elle a été réglée à 16 ans et la menstruation s'est continuée d'une manière assez régulière. Elle avait un peu de leucorrhée avant les tentatives de rapprochement sexuel, et à la suite de ces tentatives l'écoulement a augmenté d'une manière notable ; elle a ressenti également, à cette époque, une sensation de chaleur dans la région vulvaire. Ces symptômes se rapportent très-probablement à une vulvite qui a suivi la rupture de l'hymen, à moins qu'on ne la rattache à une infection blennorrhagique. Les renseignements que nous avons pu obtenir éloignent cette dernière supposition.

Vers le milieu d'octobre, époque à laquelle la malade fait connaître son affection, on procède à un examen local. Les petites lèvres et la fourchette sont le siége d'une inflammation de médiocre intensité ; on remarque, sur le pourtour de l'orifice vaginal les traces d'un hymen circulaire à la base duquel on trouve quelques proliférations épithéliales. La pulpe de l'index est introduite dans le vagin, mais la malade qui jusque-là avait assez bien toléré l'examen, pousse des cris et accuse la plus vive douleur ; il est absolument impossible de faire pénétrer le doigt plus avant. M. Desnos renonce à un examen plus complet et prescrit l'usage de mèches belladonées. Ce traitement fut suivi pendant longtemps. La malade, examinée tous les mardis, ne présente pas d'amélioration notable ; la vulvite persiste et le toucher vaginal est presque aussi douloureux qu'au début. On augmente peu à peu le volume de la mèche, mais sans résultat appréciable. Voyant le peu de succès de cette première médication, M. Desnos s'attaque directement aux causes qui entretenaient le vaginisme et cautérise, au moyen du crayon de nitrate d'argent, les proliférations épithéliales qui entouraient l'orifice vaginal. Après deux cautérisations, la malade allait mieux, et le toucher vaginal était presque praticable lorsqu'elle quitta l'hôpital.

OBSERVATION IX

(Communiquée par M. le docteur Léon Labbé, chirurgien de la Pitié.)

Madame X..., âgée de 26 ans, n'a pu avoir de rapports avec son mari.

Appelé en consultation par le médecin de la famille au mois d'octobre 1872, je constatai une rougeur inflammatoire assez prononcée de l'orifice vulvaire. Le toucher vaginal est extrêmement difficile pour ne pas dire impossible ; la seule introduction de la première phalange de l'index détermine d'atroces douleurs ; l'orifice vaginal semble rétréci et comme contracturé. La malade, ainsi que son mari, me disent que la même douleur se manifeste à chaque tentative de rapprochement, et que, malgré leurs désirs et leurs essais réitérés, elle a toujours apporté un obstacle insurmontable à l'accomplissement du coït.

Le traitement médical ayant été impuissant pour remédier à cet état, nous résolûmes, de concert avec le médecin de la maison, de recourir à la médication chirurgicale. Après avoir chloroformé la malade, je pratiquai la dilatation brusque, d'abord au moyen des doigts, puis à l'aide d'un spéculum. L'opération terminée, il fut possible d'introduire dans le vagin une énorme mèche, dont le diamètre ne mesurait pas moins de 3 centimètres. Ce pansement fut continué pendant plusieurs jours, après quoi la malade introduisit elle-même de fortes sondes dilatatrices dans le genre de celles employées pour le rectum. Au bout de quelque temps, l'examen au spéculum devint facilement praticable, et on constata alors une inflammation notable de la muqueuse vaginale et du col utérin. La malade fut soumise à l'introduction de tampons vaginaux imbibés de glycérolé au tannin.

Ce traitement fut suivi avec assez de persévérance ; j'ai eu l'occasion de revoir la malade un grand nombre de fois ; une amélioration véritable s'était produite et les rapprochements étaient devenus possibles, non sans provoquer un peu de douleur. Au commencement de 1874, malgré des soins continus, madame X... se plaint encore de la difficulté des rapprochements ; nous l'examinons de nouveau et nous trouvons la muqueuse vaginale toujours enflammée. L'introduction du spéculum est cependant possible, et la douleur est beaucoup moins intense que lors de notre premier examen. Nous croyons que la vaginite dont souffre la malade cédera facilement à un traitement approprié.

CONCLUSIONS

I. — Le vaginisme est toujours symptomatique.

II. — C'est une affection fréquente qui se manifeste principalement à la suite des premiers rapports sexuels.

III. — Le vaginisme est souvent lié à la dysménorrhée et à des troubles de l'innervation générale.

IV. — Il est toujours curable ; la guérison est plus facile si la maladie est récente.

V. — Par l'obstacle qu'il apporte à l'accomplissement des fonctions sexuelles, le vaginisme est une cause fréquente de stérilité.

VI. — Le traitement du vaginisme est simple ; la cautérisation et la dilatation sont les principaux moyens à lui opposer.

BIBLIOGRAPHIE

Huguier. *Dissertation sur quelques points d'anatomie et de physiologie*, thèses de Paris, 1834.

Lisfranc. *Clinique chirurgicale*, t. II, 1842.

Hervez de Chégoin. *Union médicaale*, 1847.

Michon et Debout. *Bulletin de thérapeutique*, n^os des 15 et 30 août 1861.

Transactions of the obstetrical society of London, VIII, année 1861.

Charrier. *De la contracture spasmodique du sphincter vaginal*, thèses de Paris, 1862.

Caffe. *De l'atrésie vulvo-vaginale*, in *Journal des connaissances médicales et pharmaceutiques*, 20 juin 1866.

Simpson. Comptes-rendus de la Société obstétricale d'Edimbourg, in *Edinburg monthly journal of medical sciences*, mai 1851, et in Edinburg medical journal, décembre 1851.

Bernardet. *Gazette des hôpitaux*, juillet 1866. *Gazette hebdomadaire*, 8 février 1867, p. 94.

Sims. *Notes cliniques sur la chirurgie utérine*, Paris, 1866. Traduction Lhéritier, p. 394.

Robert de Latour. *Tribune médicale*, n° 44, août 1868.

Raciborski. *Gazette des hôpitaux*, n° 165, décembre 1868.

Simpson. *Clinique obstétricale et gynécologie*. Traduction Chaintreuil, Paris, 1874, p. 766.

Gallard. *Leçons cliniques sur les maladies des femmes*, Paris, 1873, p. 103.

Gosselin. *Cliniques de la charité*, Paris, 1873, p. 468 et suivantes.

Gaillard Thomas. *Practical treatise of the diseases of women*, Philadelphie, 1872, p. 468.

Visca. *Du vaginisme*, thèses de Paris 1870.

Revillout. *Gazette des hôpitaux*, 29 août 1874.

Demarquay et Saint-Vel. *Du vaginisme, in Gazete hebdomadaire*, 30 octobre 1874.

Courty. *Traité des maladies de l'utérus*, Paris, 1872, p. 1180.

Seney. *Contribution à l'étude du retrécissement de l'œsophage et du vaginisme*, Thèses de Paris, 1873.

West. *Leçons cliniques sur les maladies des femmes*, traduit et annoté par Ch. Mauriac, Paris, 1870.

Churchill. *Traité pratique des maladies des femmes*, traduction Wieland et Dubrisay, Paris, 1873.

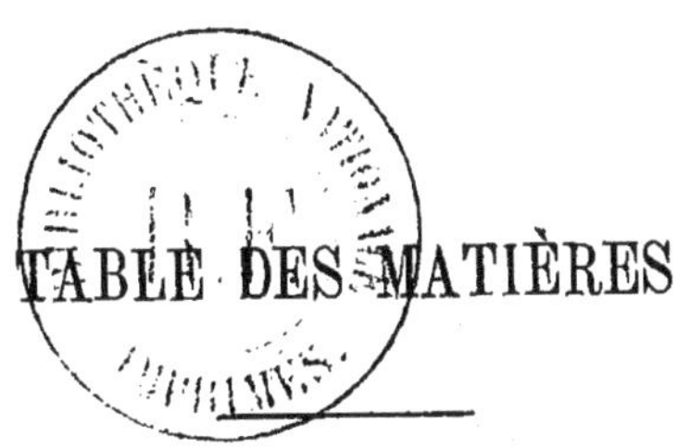

TABLE DES MATIÈRES

Paris. — Typ. PILLET fils aîné, 5. rue des Grands-Augustins.

www.ingramcontent.com/pod-product-compliance
Ingram Content Group UK Ltd.
Pitfield, Milton Keynes, MK11 3LW, UK
UKHW022116070726
13613UKWH00003B/1092